Stefanie Achleitner – **Heilung durch einfache Ernährung**

Stefanie Achleitner

Heilung
durch einfache
Ernährung

Schon nach vier Wochen
können Sie ernährungsbedingte Erkrankungen
durch gezielte Ernährungsumstellung feststellen!

VERLAG W. ENNSTHALER, A-4402 STEYR

ISBN 3 85068 290 0

Satz, Druck und Verlag: Wilhelm Ennsthaler, A-4402 Steyr

Inhaltsverzeichnis

„Krankheiten als Folge der Unverträglichkeit von

- tierischem Eiweiß (Fleisch, Fisch),
- verschiedenen chemischen Stoffen in den Nahrungsmitteln,
- bestimmten pflanzlichen Lebensmitteln"

Diese einfache Ernährungsform ist bei folgenden Erkrankungen zu empfehlen:

- Zahnfleischbluten
- vom Genick aufsteigende ständige Kopfschmerzen
- juckende Hauterkrankungen
- empfindliche Mundschleimhäute
- häufige Erkältungen
- Atembeschwerden
- Verdauungsstörungen, besonders im Magenbereich
- Schlafstörungen
- Angstgefühle
- Gemütsveränderungen verbunden mit Unlustgefühlen und Freudlosigkeit
- Bettnässen älterer Kinder
- hormonell bedingter Haarausfall
- Venenleiden durch Schwankungen im Hormonhaushalt

Allgemeine Einführung

Die Reihe der oben angeführten Krankheiten müßte genügen, um auf den Zusammenhang zwischen Ernährung und den damit oftmals verbundenen Gesundheitsstörungen hinzuweisen.
Erkrankungen durch Fehlernährung lassen sich nur durch kritisches Überdenken und gezielte Änderung von Ernährungs- und Eßgewohnheiten beseitigen.
Deshalb ist es notwendig, daß empfindliche Personen einfache, naturbelassene und gut verträgliche Nahrungsmittel bevorzugen. Die Fülle von Diätplänen und Gesundheitsratschlägen hat viele Menschen entmutigt, weil die großartigen Versprechungen oftmals nicht erfüllt wurden. Kein Wunder, daß nach mehreren vergeblichen Versuchen Ratlosigkeit und Resignation auftraten.
Wer sich aber entschlossen hat, liebgewonnene Gewohnheiten im Zusammenhang mit Ernährungs- und Lebensform zu ändern, sollte nicht voreilig die Flinte ins Korn werfen. Vielleicht ist der hier angeführte Weg für ihn das, was er schon lange gesucht hat.
Die meisten Menschen betrachten ihre Gesundheit als selbstverständliches Gut, und bedenken oft gar nicht, daß sie ihren Organismus nicht nur durch Umweltschäden belasten, sondern auch durch falsche Ernährung. Ein derart geschwächter Körper ist natürlich wesentlich anfälliger für Erkrankungen und Zivilisationsschäden, als ein gesunder Stoffwechsel, der gewissermaßen einen Spiegel der Lebensführung darstellt.
Nur eine Mülltonne kann man wahllos mit allen möglichen festen und flüssigen Stoffen vollstopfen, nicht aber ein so kompliziertes und präzise geregeltes System, wie es unser Organismus verkörpert.
Dieses Buch möchte über verträgliche Nahrungsmittel informieren und zugleich aufzeigen, welche Störfaktoren den empfindlichen Stoffwechsel ganz besonders belasten.
Außerdem finden Sie Ratschläge, wie man durch gezielte Nahrungsauswahl gesunden und die wiedererlangte Gesundheit erhalten kann. Die Diskrepanz zwischen Ernährungsinformation in den Massenmedien und der tatsächlichen Zunahme von ernährungsbedingten Krankheiten stimmt nachdenklich. Auffallend ist auch eine vermehrte Krankheitshäufigkeit bei jüngeren Personen.
Die von Werbung und Wirtschaft hochgejubelte „Bio-Welle" vermochte die Probleme bisher nicht aus der Welt zu schaffen.
Wichtig ist die gezielte Auswahl verträglicher Nahrungsmittel, von denen jene getrennt werden müssen, die durch schädliche Wirkstoffe und Rückstände von Chemikalien unsere Gesundheit stören.

Dazu sind intensive Kleinarbeit und jahrelange Auseinandersetzung mit der Materie notwendig.

Anstatt sich in Selbstmitleid zu verlieren, sollte jeder Betroffene den Ursachen seiner Gesundheitsprobleme nachgehen und sich nicht resignierend damit abfinden. Es gibt die Möglichkeit einer Hilfe, allerdings nur dann, wenn man gezielt an einer Umstellung der Ernährung und der Lebensgewohnheiten arbeitet. Der erste Schritt ist das Erkennen der krankmachenden Faktoren und deren Bekämpfung durch Ausschalten störender Reize.

Die Erziehung zu ernährungsbewußtem Verhalten beginnt schon im Kindesalter und kann nur durch das gelebte Beispiel der Eltern gefördert werden. Auch wenn Fehlernährung durch psychische und sonstige Probleme verursacht sein kann, so gibt es doch keinen Grund, der es rechtfertigt, gedankenlos seine Gesundheit und vielleicht sogar sein Leben aufs Spiel zu setzen.

Viele Kinder werden aus übertriebener Fürsorge falsch ernährt. Die Folge sind dann oft Bettnässen, Infektanfälligkeit, Hautausschläge, schlechte Schulleistungen, Konzentrationsstörungen, erhöhte Nervosität und Reizbarkeit verbunden mit den daraus resultierenden Problemen im Gemeinschaftsleben, was sehr häufig Anlaß zu neuerlichen „Ernährungssünden" ist. Da aber gerade der kindliche Organismus besonders empfindlich auf Fehlernährung reagiert, sollte man naturbelassene und schadstoffarme Kost bevorzugen.

Dabei sollte die neue Kostform keinesfalls als Belastung oder als Verzicht empfunden werden, denn die positiven Auswirkungen auf das körperliche und damit nicht zuletzt auf das seelische Wohlbefinden können durch nichts ersetzt werden.

Dieses Ziel kann durch die hier angeführte Ernährungsweise und durch gezielt ausgetestete zusätzliche Nahrungsmittel von jedem leicht erreicht werden.

Wenn einmal der Entschluß zu einer Ernährungsumstellung gefaßt ist, sollte man dieses Vorhaben nicht lange hinauszögern: „Wer wagt, gewinnt" lautet ein altes Sprichwort. Außerdem ist ein derartiger Versuch sicherlich ungefährlich. Ihr Körper wird es Ihnen danken! Natürlich lassen sich jahrelange Ernährungsgewohnheiten nicht von einem Tag auf den anderen ändern, aber das wird ja von niemandem verlangt!

Die Lebensmittelindustrie hat unsere Eßgewohnheiten stark verändert, vor allem was die Form der Darbietung anbelangt, die nur durch zahllose chemische Zusatzstoffe zur Konservierung, Farb-, Geruchs- und Geschmacksveränderung ermöglicht wird.

Diese Fülle von Fertigprodukten kommt den Bedürfnissen berufstätiger Frauen sehr entgegen, außerdem werden durch gezielte Werbestrategien zusätzliche Wünsche und Bedürfnisse geweckt, sogar schon im Kindesalter.

Daß eine derart einseitige Kost auf Dauer zu schweren Gesundheitsstörungen führen kann, läßt sich eindeutig nachweisen.

Selbst Menschen mit gesunden Verdauungsorganen vertragen nicht alles, geschweige denn Personen, deren Organismus durch jahrelange Fehlernährung deutlich geschwächt ist.

Eigentlich sollten wir so essen, wie sich die Menschen früher ernährt haben, aber wer kann schon in seinen Garten gehen und schadstoffreies Obst und Gemüse für den Mittagstisch ernten? Der lange Weg durch die Glashäuser und Supermärkte macht eine chemische Behandlung der Nahrungsmittel unvermeidbar, und so bleibt für empfindliche Personen nichts anderes übrig, als sich weitgehend selbst zu versorgen oder ihren Lebensmittelbedarf bei glaubwürdigen Biobauern zu decken, die sicher gerne mit Rat und Tat zur Seite stehen, wenn ihnen die Gesundheit der Menschen ein ehrliches Bedürfnis ist.

Rezepte zur Verarbeitung der wertvollen Zutaten finden Sie in diesem Buch.

Da fast jeder Haushalt über eine Gefriertruhe verfügt, können wir uns auch im Winter ausreichend mit Obst und Gemüse versorgen. Außerdem gibt es viele altbewährte Möglichkeiten der Konservierung, die sicher keine unnötige Belastung mit chemischen Schadstoffen zur Folge haben.

Wir sind heute durch den optischen Eindruck von Obst und Gemüse verwöhnt und lassen die unbelasteten Lebensmittel häufig deshalb links liegen, weil sie „weniger schön" sind. Doch gerade diese „Schönheit" kann sich nachteilig auf unsere Gesundheit auswirken. Die ernährungsbedingten Krankheiten sind eigentlich nur Ausdruck einer zunehmenden Entfremdung zwischen Mensch und Natur. So schrieb schon der weise Hypokrates vor mehr als 2000 Jahren: „Gesundheit kommt von richtiger Ernährung". Dieser Satz hat bis heute seine Gültigkeit nicht verloren und scheint wichtiger als je zuvor. Wir sind nicht dazu verdammt, Krankheiten über uns ergehen zu lassen, ohne den Versuch einer Heilung zu wagen.

Die Kostumstellung fällt vielen Menschen schwer, weil sie es nicht gewohnt sind, sich auf einfache, naturbelassene Nahrungsmittel zu beschränken. Zu tief sind jahrelange Gewohnheiten in uns verwurzelt und durch Tradition gefestigt.

Trotzdem sollte die kluge Hausfrau und Mutter den Versuch unternehmen, bei den oben angeführten Erkrankungen eines Familienmitgliedes auf die Empfehlungen dieses Buches zurückzugreifen, die Ausdruck einer jahrelangen, intensiven Auseinandersetzung mit der Problematik sind.

Einige Tricks können vielleicht die Umstellung erleichtern:

1) Gute Einfälle und Ablenkung können dazu beitragen, die Anfangstage der „Einfachen Küche" fröhlich und angenehm zu gestalten,

2) eine hübsche Tischdekoration, Blumenschmuck, Tischtuch und farblich dazupassendes Geschirr vermögen darüber hinaus das Angenehme mit dem Nützlichen zu verbinden,
3) vielleicht ermutigt die Erfahrung, daß einfache, mit viel Liebe zubereitete Gerichte zu wahren Lieblingsspeisen werden können, auch Ihre Freunde und Bekannten, die diese Kost ausprobieren.

Da es für jedes Familienmitglied wichtig ist, sich richtig zu ernähren, sollte die ganze Familie an der Ernährungsumstellung geschlossen teilnehmen. So kann man sich gegenseitig aufmuntern und den neuen Gerichten vielleicht rascher den Platz im Speisezettel zukommen lassen, der ihnen gebührt.
Mißtrauen Sie allen unbekannten, nicht von Ihnen selbst zubereiteten Speisen, denn niemand anderer ist für Ihre Ernährung zuständig, als Sie selbst!

Und vergessen Sie nicht, daß auch die beste ärztliche Behandlung die auslösenden Ursachen nicht beseitigen kann.
Sie müssen neu lernen, auf Ihren Körper zu horchen, zu erfühlen, was ihm Unbehagen verschafft und was sein Wohlbefinden fördert, um ein neues, stabiles Gleichgewicht zwischen den zugeführten Nährstoffen und den Bedürfnissen Ihres Organismus zu schaffen.
Bei dieser Ernährungsform werden Gemüse, Getreideprodukte, Milch, Topfen, Joghurt, Sahne, Hülsenfrüchte, Kartoffeln, Eier, Nüsse und Samen nicht als Beilagen gegessen, sondern als vollwertige Hauptmahlzeit. Die Rezepte sind einfach in der Zubereitung, damit auch im Kochen weniger Geübte schnell und leicht diese verträglichen Speisen zubereiten können.

Zum Inhalt dieses Buches

1. Nach einer Vier-Wochen-Kur, bei der Sie sich an die genauen Ernährungsvorschriften halten müssen, können Sie feststellen, ob eine der in diesem Buch angeführten Erkrankungen auf die Unverträglichkeit bestimmter Nahrungsmittel zurückzuführen ist.
2. In diesem Buch werden Möglichkeiten aufgezeigt, wie Sie die Verträglichkeit von Nahrungsmitteln überprüfen können.
3. Wenn Sie die von Ihnen gut vertragenen Nahrungsmittel herausgefunden haben, können Sie Ihren ganz persönlichen Ernährungsplan zusammenstellen, der Ihrer Gesundheit förderlich sein wird.
4. Sie werden darüber informiert, welche Speisen und Getränke Sie meiden sollten, um weitgehend beschwerdefrei zu sein.

Diese Ernährungsumstellung ist aber auf keinen Fall als Ersatz für eine ärztliche Behandlung zu verstehen!

Wenn es sich bei Ihrer Krankheit um die Folge von Ernährungsstörungen handelt, können Sie mit Hilfe dieser einfachen naturbelassenen Kost wieder gesunden.

Außerdem können Sie mit den in diesem Buch angeführten Nahrungsmitteltests die Unverträglichkeit bestimmter Fremdstoffe in Ihrer Nahrung feststellen und damit die vielleicht für Ihre Erkrankung auslösende Ursache erkennen und gezielt beseitigen.

Im Handel gibt es bisher noch kein Buch, das über diese Art der Ernährungskontrolle informiert, die auf jahrelangen praktischen Erfahrungen basiert. Schon vor fünfzig Jahren wurden Unverträglichkeiten bei bestimmten Nahrungsmitteln festgestellt, z.B. bei verschiedenen Obst- und Beerensorten, bestimmten Salaten, Spinat, rohen Zwiebeln, Fleisch, verschiedenen Hartkäsesorten.

Diese Erkenntnisse wurden zwar in meinem Bekanntenkreis weitergegeben, aber nie schriftlich fixiert. Dieses Buch bietet erstmals die Möglichkeit, größere Bevölkerungsgruppen entsprechend zu informieren.

Viele kränkliche Personen, die auf diese altbewährten Rezepte zurückgriffen und sich streng an die Ernährungsempfehlungen hielten, erzielten trotzdem keine nachhaltige Besserung ihrer Beschwerden, weil im Laufe der Zeit die Lebensmittel mit zunehmenden Mengen von chemischen Schadstoffen angereichert wurden. Das ist sicherlich mit ein Grund, warum die altbewährten Rezepte bald wieder in Vergessenheit gerieten.

Da es bereits ausreichend Literatur mit Ratschlägen zur Erhaltung der Gesundheit auf dem Markt gibt, möchte ich mich in diesem Buch auf die Information jener Menschen beschränken, die an ernährungsbedingten Krankheiten leiden.

Der Ernährungsplan
Allgemeine Einführung

Die Vier-Wochen-Kur

Beginnen Sie Ihre Ernährungsumstellung mit einer Vier-Wochen-Kur, bei der Sie sich hauptsächlich von einer lactovegetabilen Kost ernähren. Unverträgliche Nahrungsmittel werden bewußt weggelassen.

Für den Erfolg dieser Kur ist es entscheidend, daß Sie nur die in diesem Buch angegebenen Lebensmittel verwenden und darauf achten, daß sie unbedingt naturbelassen sein sollten.

Beachten Sie auch die genauen Getränkevorschriften und das Trinken von Mistel- und Bärlapptee.

Es ist leider eine weit verbreitete Meinung, daß sich der Körper im Lauf der Zeit an verschiedene unverträgliche Chemikalien gewöhnt. Aber das stimmt sicher nicht! Der Organismus versucht sich – erfolglos – dagegen zu wehren und reagiert schließlich mit den angeführten Gesundheitsstörungen.

Die speziell für diese Kur zusammengestellten 30-Tage-Menüs sollen Ihnen die Ernährungszusammenstellung erleichtern. Daneben gibt es noch fünf Zusatzmenüs, die beliebig ausgetauscht werden können und so für mehr Abwechslung während der Kur sorgen sollen.

Da die Rezepte bewußt einfach gehalten sind und relativ schnell und problemlos zubereitet werden können, stellt diese Kost auch für berufstätige Frauen und Mütter keine zusätzliche Belastung dar.

Wenn Sie beim Kauf der Nahrungsmittel auf die Auswahl unschädlicher und gut verträglicher Produkte achten, wird nicht nur die Freude am Kochen wachsen, sondern auch Ihre Leistungsfähigkeit.

Die Nahrungsmitteltests

Nach der vierwöchigen Kur können Sie sofort mit einem der beiden Nahrungsmitteltests beginnen. Das Ziel des Tests besteht darin, die für Sie unverträglichen Nahrungsmittel herauszufinden. Sie können nun einige Wochen hindurch testen, wobei allerdings pro Woche nur EIN Nahrungsmittel überprüft werden sollte.

Verursacht ein zu überprüfendes Produkt keine Beschwerden, so können Sie es in Ihren persönlichen Ernährungsplan aufnehmen, was einer Bereicherung Ihrer Kost entspricht. Vertragen Sie es hingegen nicht, wissen Sie, was Sie in Zukunft meiden müssen, um Ihr Wohlbefinden nicht unnötig zu belasten.

Da Sie an kein starres Schema gebunden sind, können Sie nach einer oder zwei Testwochen wieder auf die Vier-Wochen-Kur zurückgreifen, um zu einem späteren Zeitpunkt mit dem Testen fortzufahren.

Durch das gezielte Austesten von Nahrungsmitteln können Sie im Laufe der Zeit einen ganz auf Ihre persönlichen Bedürfnisse zurechtgeschnittenen Ernährungsplan erstellen, der es Ihnen ermöglicht, weitgehend beschwerdefrei zu leben. Dieser neue Kostplan wird dann Nahrungsmittel aus der Vier-Wochen-Kur und dem Testkostplan enthalten, zusätzlich dürfen Sie aber alle von Ihnen überprüften und verträglichen Nahrungsmittel verwenden.

Treten unerwartet neuerliche Beschwerden auf, dann hat sich ein Störfaktor eingeschlichen. In diesem Fall sollten Sie sofort wieder mit der Testkost beginnen, allerdings ohne ein neues Nahrungsmittel auszuprobieren, damit sich Ihr Körper während dieser Tage beruhigen kann.

Wenn es Ihnen schwer fällt, alleine die Energie zur konsequenten Nahrungsmittelprüfung aufzubringen, dann schließen Sie sich mit anderen Personen zusammen, die ähnliche Beschwerden haben und auch an einer Kostumstellung interessiert sind. Gemeinsam lassen sich manche Hürden leichter überwinden!

Die in diesem Buch angeführte Ernährungsform ist sehr alt. Sie wurde den bescheidenen Verhältnissen der großmütterlichen Küche entnommen und entspricht nicht unbedingt den modernen ernährungswissenschaftlichen Erkenntnissen.

Das ist bei folgenden Nahrungsmitteln zu berücksichtigen:

1) Butter und Butterschmalz werden empfohlen, weil sie gut vertragen werden. Butter ist ein Naturprodukt ohne chemische Zusätze.
2) Chemische Süßstoffe sind manchmal schädlicher als normaler Zucker!
3) Seit etwa 100 Jahren ist Auszugsmehl DAS Basisgetreideprodukt der zivilisierten Welt. Der Vorteil besteht darin, daß es von vielen empfindlichen Personen gut vertragen wird. Bei der Verarbeitung von Getreide zu Weißmehl fällt zwar die Keimschicht weg, gleichzeitig wird aber auch jene Schichte beseitigt, in der sich Nitrate und andere schädliche Chemikalien abgelagert haben.
4) Verkochte Eier bringen keine Nachteile mit sich.

Zur Notwendigkeit eines Nahrungsmitteltests:

Neigt eine Person zu einer angeführten Erkrankung oder ist die Krankheit bereits ausgebrochen, so ist es notwendig, all jene Nahrungsmittel zu überprüfen, die als auslösende Ursache in Frage kommen könnten.

Nur wenn Sie herausgefunden haben, was Ihnen beim Essen und Trinken schadet, haben Sie die Möglichkeit, einen ganz persönlichen Kostplan zu erstellen.

Zwei Testarten möchte ich Ihnen vorstellen, die geeignet sind, die Verträglichkeit von Nahrungsmitteln zu überprüfen.
Der Test A umfaßt sieben Tagesmenüs, der Test B nur zwei Nahrungsmittelgruppen.

Für beide Tests beträgt die Prüfdauer eines Nahrungsmittels sieben Tage! Halten Sie sich bitte genau an die in den Tests angegebenen Nahrungsmittelvorschriften.

Wichtig ist auch noch, daß Sie während der Testperiode keine fiebersenkenden und keine schmerzlindernden Medikamente, keine Hormonpräparate und keinen Alkohol zu sich nehmen. Die Personen, welche chemische Zusätze in der Nahrung nicht vertragen, bekommen meistens durch die oben erwähnten Medikamente die selben Beschwerden.

Wenn Sie sich für Test A entscheiden, finden Sie die sieben Tagesmenüs im Anschluß an die Kochrezepte.

Zur Durchführung der Tests:

Während der Nahrungsmitteltests dürfen Sie KEINEN Mistel- oder Bärlapptee trinken!

Beachten Sie bitte, daß Sie während dieser Tage nur die für den Test vorgeschriebenen Nahrungsmittel zu sich nehmen!

An den ersten beiden Tagen ernähren Sie sich genau nach den Vorschriften, am dritten und vierten Tag testen Sie zusätzlich zu den vorgeschriebenen Lebensmitteln **ein** Produkt auf seine Verträglichkeit: z. B. einige Portionen Kopfsalat oder Schokolade oder Schmelzkäse oder Spinat oder andere in diesem Buch angeführte und als mögliche Störfaktoren fungierende Nahrungsmittel.

Am fünften und sechsten Tag halten Sie sich wieder genau an den Testkostplan und beobachten dabei Ihr Befinden. Es lohnt sich, in einem Heftchen Notizen zu machen, um aus seinen Erfahrungen zu lernen. Wenn sich keine Unverträglichkeit gezeigt hat, dann dürfen Sie das so ausgetestete Nahrungsmittel in Ihren ganz persönlichen Ernährungsplan aufnehmen.

Die während dieser Zeit empfohlenen Getränke finden Sie auf Seite 22 unter der Überschrift „Durstlöscher".

Während der Test A aus vorgegebenen Testmenüs besteht, umfaßt der Test B zwei Nahrungsmittelgruppen, aus denen Sie Ihre Mahlzeiten beliebig zusammenstellen können.

1. GRUPPE: Butter, Frischmilch, frischer Speisetopfen, Sauerrahm, naturbelassenes Joghurt, Sauermilch, Buttermilch, Obers, frischer naturbelassener Schafskäse, Stutenmilch.

2. GRUPPE: Hausbrot, Weißbrot, Weizengrieß, normales im Handel erhältliches Mehl, Maisgrieß.

Gewürzt wird mit Kümmel, Majoran, Basilikum, Oregano, Schnittlauch, Knoblauch, Lorbeerblättern, Petersilie, reinem naturbelassenem Reformhaus – Paprika und Zwiebeln.

Salz und Zucker können nach Belieben verwendet werden, auch zwei bis drei Eier pro Person und Woche sind erlaubt.

Wer neben Milchkaffee und warmer Frischmilch zusätzlich warme Speisen zu sich nehmen möchte, kann folgende Rezepte wählen: Eisuppe, Einbrennsuppe mit selbst zubereiteten, fein geschnittenen Frittaten, Grießsuppe, Rahmsuppe, Mühlviertler Rahmsuppe, Semmelknödeln beträufelt mit heißer Butter, Semmelknödeln mit Ei, Eiernockerl, Topfenknödeln, Omeletten mit Zucker und geriebenen Walnüssen.

Wichtig ist nur, daß Sie die in diesen Rezepten angegebenen Zutaten aus der beiden Gruppen auswählen.

Testkosterweiterung:

Um Ihren persönlichen Speiseplan rascher erweitern zu können, sollten Sie zuerst die Kartoffel, dann Gemüse, Obst und Trockenfrüchte in Ihren Kostplan aufnehmen.

Es hat sich als günstig erwiesen, Kartoffeln mit Eiern zu kombinieren, nicht nur wegen der großen Variationsbreite an Verwendungsmöglichkeiten, sondern auch wegen der guten Verträglichkeit und des hohen Nährwertes.

Die nächste Stufe stellen Hülsenfrüchte und Sojabohnen dar, die Sie bei einem glaubwürdigen und verläßlichen Biobauern kaufen sollten, der sicher keine unverträglichen Chemikalien verwendet.

Kaufen Sie Ihr Brot bei einem Bäcker, der beim Backen Sauerteig, Backhefe und die gut verträgliche L-Ascorbinsäure (Vitamin C) verwendet.

DIE VIER-WOCHEN-KUR UND DIE TESTS VERURSACHEN BEI PERSONEN, DIE DURCH CHEMISCHE HILFS- UND ZUSATZMITTEL IN DER NAHRUNG ZU EINER GEWICHTSZUNAHME NEIGEN, KEINE PROBLEME, DA HIER NAHRUNGSMITTEL MIT CHEMISCH NACHTEILIG WIRKENDEN ZUSÄTZEN AUSGESCHLOSSEN SIND!

Da es heute kaum mehr Nahrungsmittel gibt, die nicht in irgend einer Weise durch die Nahrungsmitteltechnologie verändert worden sind, bleibt für empfindliche Menschen oft nur eine anfängliche Beschränkung auf einige wenige Nahrungsmittel übrig. Im Laufe der Vier-Wochen-Kur und der anschließenden Nahrungsmittelaustestung werden Sie aber sicher Produkte finden, die Sie gut vertragen und von nun an in Ihren ganz persönlichen Speisezettel aufnehmen können.

Obwohl die Menschen jahrhundertelang ohne chemische Zusatzstoffe in der Ernährung auskommen konnten, ist sehr zu befürchten, daß die derzeitige Entwicklung noch viel rascher in die entgegengesetzte Richtung zu laufen droht!

Die beiden in diesem Buch angegebenen Tests ermöglichen es, alles, was Sie an Nahrungsmitteln zuführen, auszutesten und so gezielt Ihren Küchenplan zu erweitern.

Vielleicht finden sich immer mehr Menschen, die chemisch unbehandelte Nahrungsmittel bevorzugen, daß ein Rückgang der Nachfrage bei bestimmten Produkten die Produzenten zwingt, sich auf die tatsächlichen Bedürfnisse der Konsumenten einzustellen und die Behandlung der Lebensmittel darauf abzustimmen. Wenn es in einzelnen Fällen nicht zu umgehen ist, chemische Zusatzstoffe zu verwenden, so sollte man in solchen Fällen zumindest jene Substanzen einsetzen, die keine Gesundheitsschäden bewirken.

Die Statistiken beweisen einen eindeutigen Zusammenhang zwischen moderner Ernährungsweise und dem gehäuften Auftreten bestimmter Krankheiten, die früher selten waren.

Auch bei bewußtem Verzicht auf Fleisch und Fleischprodukte kann man dem Körper ausreichend tierisches Eiweiß zuführen, was die nachfolgenden Kombinationsmöglichkeiten verdeutlichen sollen, die sich erfahrungsgemäß als günstig und gut verträglich erwiesen haben.

Getreideprodukte – Ei, Milch, Milchprodukte
Kartoffeln – Ei
Getreideprodukte – Hülsenfrüchte

Auch Sojabohnen enthalten reichlich Eiweiß, allerdings sollte man sich beim Kauf an verläßliche Biobauern wenden.

Wichtig ist der absolute Verzicht auf eine chemische Nachbehandlung. Wegen des Befalls mit Schimmelpilzen, der bei unbehandelten Sojabohnen leider eine häufige Gefahr darstellt, sollten Sie stets luftig gelagert werden.

WAS SOLLTEN SIE VOR DER AUFNAHME IN IHREN SPEISEPLAN PRÜFEN?

HÜLSENFRÜCHTE: sie kommen leider sehr selten aus biologischem Anbau und werden häufig mit unverträglichen Chemikalien behandelt.

NATURREIS, VOLLREIS, POLIERTER REIS: wegen des häufigen Befalls mit Schimmelpilzen gestattet auch das Lebensmittelgesetz eine chemische Behandlung. Bei gesunden Personen sind selten Gesundheitsstörungen zu erwarten, empfindliche Personen sollten beim Auftreten von Beschwerden daran denken.

TROCKENOBST, NÜSSE, HASELNÜSSE: Kaufen Sie nur ungeschwefelte Produkte und wählen Sie eine bestimmte Marke aus, der Sie vertrauen. Trotzdem sollten Sie vor der Aufnahme in Ihren Kostplan nicht auf eine entsprechende Überprüfung verzichten.

MINERALWASSER: auch in diesem Fall sollte die Verträglichkeit überprüft werden, da mancher auf die Mineralsalze, Spurenelemente und Kohlensäureanteile empfindlich reagiert.

TEIGWAREN: Da viele der gekauften Teigwaren erheblich mit Chemikalien belastet sind, sollten Sie während der Vier-Wochen-Kur und der anschließenden Lebensmittelprüfung nur selbstgemachte Teigwaren verwenden. Ein dafür vorgesehenes Rezept finden Sie im Buch, aber auch viele ältere Kochbücher bieten entsprechende Informationen.

Da Sie die selbsterzeugten Teigwaren nach dem Trockenen mehrere Monate in einem Glas aufbewahren können, ist es relativ einfach, den Bedarf mit schadstoffarmen Produkten zu decken.

MARMELADE: wenn Sie selbst Marmelade herstellen, sollten Sie darauf achten, daß der Boden, auf dem die Obstbäume wachsen, nicht mit Kunstdünger behandelt wird. Auch die Behandlung der reifen Früchte mit Chemikalien und die Verwendung von Konservierungsmitteln bei der Weiterverarbeitung müssen unbedingt vermieden werden.

Wenn die Nachfrage nach unbehandeltem Obst immer stärker wird, läßt sich vielleicht ein Umdenken der Produzenten erreichen.

KAFFEE: Während der Vier-Wochen-Kur und während des Testens der Nahrungsmittel soll nur der selbstgemischte Kaffee getrunken werden (Bohnenkaffee vermengt mit Ersatzkaffee). Nähere Angaben dazu finden Sie im Rezeptteil.

Mahlen Sie den schonend gerösteten, milden Bohnenkaffee sowie auch den koffeinfreien Kaffee selber. Verwenden Sie keinen vakuumverpackten Kaffee, da möglicherweise bei der Herstellung unverträgliche chemische Hilfsmittel verwendet wurden.

Wer sich vom echten Bohnenkaffe schwer trennt, dem bringt das Selbstmischen Erleichterung, da Bohnenkaffe und Ersatzkaffee in immer kleinerem Verhältnis gemischt werden. Auch ist das Aroma des frisch gemahlenen Kaffees so kräftig, daß man mit der im Buch angegebenen Menge herrlichen Kaffee bekommt.

Der selbstlösliche Bohnen- oder Ersatzkaffee ist während der Vier-Wochen-Kur und während des Testens der Nahrungsmittel nicht unbedingt zu empfehlen, da man das Verarbeitungsverfahren nicht kennt.

Unverträgliche chemische Hilfsstoffe würden nämlich dann die genaue Überprüfung anderer Nahrungsmittel erschweren. Die Unverträglichkeit von Bohnenkaffee und koffeeinfreiem Kaffee kann zurückzuführen sein auf schwefelhaltige Reizstoffe im Röstkaffee. Es kann aber auch sein, daß der fertige Röstkaffee, um besser auszusehen mit chem. Zusatzstoffen behandelt wurde.

FERTIG- UND HALBFERTIGPRODUKTE: alle Nahrungsmittel wie Chips, Suppeneinlagen, Fertigteige, Toastbrot, besonders lange haltbares Brot, Desserts, Senf, Schokolade, Kakao, Speiseeis, Bonbons, Puddingpulver, Gewürzpaprika und vieles mehr sind vor der Aufnahme in Ihren persönlichen Ernährungsplan zu prüfen.

MEHLSPEISEN: Das im Handel erhältliche gebleichte Mehl wird, wie schon erwähnt, normalerweise gut vertragen. Dadurch treten auch bei den daraus gefertigten Speisen selten Unverträglichkeitserscheinungen auf. Voraussetzung ist allerdings der absolute Verzicht beim Backen auf chemische Süßstoffe, Verdickungs-, Lockerungs- und Konservierungsmittel. Besonders ist auch darauf zu achten, daß keine geschwefelten Zutaten verwendet werden.

Im Gegensatz zu Fleisch, bei dem die Unverträglichkeit erst 20–25 Stunden nach dem Verzehr bemerkt wird, treten bei Mehlspeisen oftmals bereits nach 2–18 Stunden Beschwerden auf, die längere Zeit anhalten können. In manchen Fällen kommt es nach einer kurzen Phase der Besserung zu einer neuerlichen Verschlechterung, bevor die Normalisierung und Stabilisierung des Gesundheitszustandes erfolgt.

KÄSE: Speisetopfen und frischer, naturbelassener Schafskäse werden normalerweise gut vertragen. Alle anderen Käsesorten sind vor der Aufnahme in den Kostenplan auf Verträglichkeit zu überprüfen, da sich Schmelzsalze und andere Zusatzstoffe nachteilig auswirken können. Vielleicht sollten die Käseerzeuger hier etwas verantwortungsbewußter arbeiten!

BIOPRODUKTE: Biologische Nahrungsmittel aus Reformhäusern oder Naturkostläden wie Sojabohnen, Trockenfrüchte, Senf, Marmelade sollten am besten immer von einem glaubwürdigen und verantwortungsbewußten Produzenten gekauft werden.

Kritisches Konsumverhalten ist zielführender als blindes Vertrauen! Trotzdem sollten Sie auch diese Produkte auf Verträglichkeit prüfen. Obwohl der Handel mit Bioprodukten blüht und zahllose Waren mit dem Zeichen „aus biologischem Anbau" versehen sind, ist für den Endverbraucher nicht ersichtlich, ob diese Produkte nicht möglicherweise nachträglich mit Chemikalien behandelt wurden, um ihre Haltbarkeit zu verlängern.

Biobauern, die das Markenzeichen MSZ oder MSZ* verwenden, gehören einem Bioverband an, der die Erzeugnisse regelmäßig überprüft. Die einem Verband angehörenden Biobauern dürfen auch keine chemischen Düngemittel verwenden. Näheres über Biobetriebe erfahren Sie bei der zuständigen Landwirtschafts- oder Bauernkammer.

Falls trotz der Deklaration als Bioprodukte Störfaktoren enthalten sein sollten, können Sie das bereits wenige Stunden nach dem Verzehr feststellen. Trotzdem ist es wichtig, bei der Kontrolle von Bioprodukten ganz bewußt alle anderen Störfaktoren auszuschalten.

LÖSLICHE TRINKWAREN: alle Produkte wie Löskaffee, Ersatzkaffee, Trockenmilch, Fertigsaucen, Suppen, Cremepulver usw. sind wegen der in großer Menge enthaltenen Stabilisatoren, Geschmacksverstärker, künstlicher und sonstiger Aromen auf ihre Verträglichkeit zu prüfen.

SAUERKRAUT: Optimal wäre die Herstellung im eigenen Haushalt nach alten, seit Generationen bewährten Rezepten. Ein Rezept finden Sie in diesem Buch.

Da empfindliche Personen die Säure des rohen Sauerkrautes oft nicht vertragen, müßte in derartigen Fällen der Verzehr von Sauergemüse entsprechend reduziert werden.

OBST: Die in diesem Buch angeführten Obstsorten bringen keine Nachteile mit sich, wenn sie nicht nachträglich mit Chemikalien behandelt wurden. Obst ist nur dann gesund, wenn es keine nachteiligen, gesundheitsschädigenden Zusatzstoffe enthält!

ZWIEBEL UND KNOBLAUCH: Da sie sehr häufig schwefelhältig sind, können größere roh verzehrte Mengen störend wirken.

GEWÜRZPAPRIKA: Leider sind nur die Produkte aus den Naturkostläden weitgehend frei von chemischen Streckmitteln.

Besondere Störfaktoren in unserer Ernährung sind die verschiedenen Oberflächen- und Lagerungsmittel, chemischen Verdickungsmittel, Stabilisatoren, Emulgatoren, Gelier- und Konservierungsmittel, Nitrate, Schwefel, Kunstdünger, etc.

Der Nitratgehalt des Wassers kann vom Organismus derzeit noch weitgehend verkraftet werden, jeder zusätzliche Nitratkonsum wirkt sich aber nachteilig aus. Nitratfreies Gemüse wäre aus diesem Grund dringend notwendig. Leider ist die Beschaffung derartiger Produkte sehr schwierig.

Aus diesem Grund sollten empfindliche Personen ihre Nahrungsmittel von verläßlichen Produzenten beziehen, die vorwiegend für den eigenen Bedarf produzieren. Derart schonend behandelte Rohstoffe fehlen im normalen Warenangebot von Märkten und Kaufhäusern.

Die Nitratwerte von Trinkwasser können an bestimmten Stellen überprüft werden, allerdings ist es ein schwieriges Unterfangen, alle verzehrten Gemüsesorten regelmäßig auf chemische Rückstände kontrollieren zu lassen.

Mit den in diesem Buch angeführten Testmethoden können Sie aber die Verträglichkeit feststellen. Wichtig ist der bewußte Verzicht auf störende Substanzen mindestens zwanzig Stunden vor und ebenso lange nach dem Verzehr von Gemüse. Selbstverständlich dürfen auch keine chemischen Lagerungsmittel verwendet werden.

Da unbehandeltes Gemüse weniger lang haltbar ist, sollte es so frisch wie möglich verzehrt werden. Wegen der größeren Abfallmengen bei naturbelassenen Produkten ist es ratsam, größere Mengen einzukaufen.

Manche Menschen vertragen neben verschiedenen Chemikalien auch in der Natur vorkommende Substanzen nicht. Dazu gehören bestimmte Beerensorten wie Ribisel, Weintrauben (in den Hausgärten wachsende, säuerliche Arten) verschiedene ausländische Obstsorten, einige säuerliche Apfelsorten und Rhabarber.

Auch die in verschiedenen Gemüsesorten vorkommenden pflanzlichen Nitrate und deren Salze können sich bei empfindlichen Personen nachteilig auswirken. Nitrathältig sind folgende Gemüsesorten: Spinat, Kopfsalat, Rettich, Radieschen, Rote Rüben.

Obwohl es sich bei diesen Sorten zweifellos um wertvolles und gesundes Gemüse handelt, sollten von empfindlichen Personen wegen des Nitratgehaltes nur kleine Mengen verzehrt werden, weil sonst die Gefahr von Gesundheitsstörungen erheblich ist.

Wenn Sie in Ihrem eigenen Garten chemische Rasendünger verwenden, sollten Sie das Gras keinesfalls auf den Komposthaufen werfen, weil damit der Kreis der Giftkette geschlossen wäre! Dasselbe gilt für die Besitzer von Obst- und Gemüsegärten!

Das Lebensmittelgesetz regelt die erlaubten Mengen an chemischen Zusatzstoffen, die keine Gefährdung für unsere Gesundheit darstellen. Das besagt aber nicht, daß deshalb empfindliche Personen bereits an wesentlich geringeren Mengen erkranken können!!!

Trotz der gesetzlich geregelten Höchstgrenzen stellt sich die Frage, ob es nicht durch die jahrelange Zufuhr von Schadstoffen zu einer Anreicherung und damit zu schwersten Gesundheitsstörungen kommen kann.

Man fragt sich zurecht, wie Kinder und Jugendliche, die mit Chemie in den Nahrungsmitteln regelrecht vollgepumpt werden, das auf Dauer vertragen, und ob das nicht auch zu vermehrten Erbstörungen führen wird?

Das rapide Ansteigen von Zivilisationskrankheiten wie Übergewicht, Zuckerkrankheit und Nervenschäden steht sicherlich in engem Zusammenhang mit der Fehlernährung und ihren Folgen. Außerdem droht eine zunehmende Schwächung der körpereigenen Abwehr, was im Zusammenhang mit dem gehäuften Auftreten von allergischen Erkrankungen nachdenklich stimmt.

Wird durch die Belastung unserer Nahrungsmittel mit Chemikalien nicht etwas heraufbeschworen, das im Grunde genommen gar nicht mehr verantwortet werden kann?

Trotz ausgezeichneter medizinischer Leistungen, guter Wohnverhältnisse, verbesserter hygienischer Bedingungen und ausreichender Ernährung werden die Menschen nicht gesünder. Die Statistiken sollten uns eigentlich aufrütteln! Gibt es heute noch Nahrungsmittel, die wirklich frei von chemischen Zusätzen sind?

Fragt man die heute 65 bis 80-jährigen nach dem Fleischkonsum in ihrer Jugendzeit, dann staunt man über die geringen Mengen. Folgende Gründe werden angegeben:
- mangelndes Angebot
- Kriegs- und Nachkriegsjahre
- die große materielle Not.

Laut Umfrage ernährten sich die Menschen damals hauptsächlich von Getreide, Obst, Gemüse, Kartoffeln, Milchprodukten, Eiern, Hülsenfrüchten und Kraut. Ein sehr wesentlicher Faktor war die Beschränkung auf das saisonbedingte Angebot.

LEBENSFÜHRUNG:

Neben der Ernährung spielt auch schon beim Kleinkind das mehr passive als aktive Teilhaben an der Lebensführung der Eltern eine große, wichtige und lebenslang prägende Rolle. Leider sind sich viele Eltern dieser großen Verantwortung viel zu wenig bewußt!

Wer gesunden will, soll bemüht sein, den sogenannten Freizeitstreß zu vermeiden. Die vielen Verpflichtungen, seien es die Verabredungen, der Besuch von Veranstaltungen, Vereinsverpflichtungen sowie viele außer Haus verbrachte Wochenenden, sollten unterbleiben.

Den ganzen Freizeitstreß sollten Sie nach Möglichkeit für längere Zeit reduzieren. Es wäre ein großer Fehler, die vorhandenen Beschwerden noch zusätzlich durch Urlaubs- und Freizeitstreß zu verstärken.

Den Urlaub in einer ruhigen waldreichen Gegend zu verbringen, ist empfehlenswert. Stellen Sie bis zur Stabilisierung Ihres Gesundheitszustandes den Urlaub am Meer mit starker Sonnenbestrahlung sowie auch Fernreisen zurück. Widmen Sie die Freizeit und den Urlaub ruhigen Hobbys. Lesen Sie, hören Sie gute Musik, entspannen Sie sich (das muß oft wieder gelernt werden), probieren Sie neue gesundheitsfördernde Kochrezepte aus, wandern Sie viel, spielen Sie keine anstrengenden Spiele, besinnen Sie sich auf das Wesentliche.

Falls der Hausarzt nichts einzuwenden hat, wäre ein wöchentlicher Saunabesuch von Vorteil.

Zusätzlich zu dieser Lebensführung sollte der Magen keinesfalls mit übermäßiger Nahrungsaufnahme belastet werden, damit die Durchblutung anderer Organe nicht benachteiligt wird.

Wer eine Teekur macht, homöopathische Arznei einnimmt oder sonst irgendwelche im Handel erhältlichen biologischen Mittel zu sich nimmt, sollte keinesfalls Mistel- oder Bärlapptee trinken.

Genaue Angaben über die Verwendung von Mistel- und Bärlapptee finden Sie im Rezeptteil.

Mistel- und Bärlapptee regulieren den Stoffwechsel. Wer an Durchfall leidet, sollte den Bärlapptee nicht trinken.

Die Teekur kann einige Male im Jahr, jeweils drei bis vier Wochen lang, durchgeführt werden.

Bei Kindern, Jugendlichen und werdenden Müttern sollte vor der Durchführung der Teekur ein Arzt befragt werden.

Wichtig: Rauchen Sie nach Möglichkeit nicht! Alkohol ist unbedingt zu meiden!

DURSTLÖSCHER

Mistel- und Bärlapptee sind ein fixer Bestandteil der Vier-Wochen-Kur. Welche weiteren Durstlöscher können Sie verwenden?

Leitungswasser: Wenn auch nitrathältig so ist Leitungswasser am geeignetsten und auch gut verträglich.

Empfindliche Personen sollten jedoch darauf achten, dem Organismus keine zusätzlichen Nitrate zuzuführen, denn es reicht der Nitratgehalt des Trinkwassers.

Wasser mit etwas Milchzugabe schmeckt ausgezeichnet. – Wasser mit Zusatz von selbst erzeugtem, naturbelassenem Heidelbeersaft, Weichselsaft, Kirschensaft oder Hollerbeerensaft ergibt gut schmeckende Durstlöscher.

Verschiedene schwach zubereitete Kräutertees wie Hagebuttentee, Anis-, Fenchel-, Pfefferminz- oder Kamillentee eignen sich gut als Durstlöscher. Dabei ist zu beachten, daß auf 1 Liter Wasser nur ein Teelöffel Kraut genommen wird!

Was sollen Sie meiden?

Meiden Sie Getränke mit chemisch unverträglichen Hilfsstoffen und Zusätzen.

Wer Vitamin-C mit Gemüse dem Körper zuführen will, kann dies mit Kraut und Kohl-Verzehr machen. Darüber informiert das Buch „Kohlblatt, ein großes Geschenk der Natur" von Hans Pechatschek (Ennsthaler-Verlag).

Wer sich entschlossen hat, die 4 Wochenkur durchzuführen und wissen möchte, ob seine Krankheitsprobleme durch Fehlernährung entstanden sind, sollte für diesen Zeitraum jede Gemeinschaftsverpflegung, sei es in Gaststätten, Kantinen oder Großküchen meiden. Wer Erfolg haben will, kann sich keinen Ernährungsfehler leisten. Diese Betriebe verwenden alle im Handel erhältlichen Lebens- und Nahrungsmittel, sonst können sie nicht reibungslos arbeiten.

Es ist notwendig, bei Berufstätigen das Hauptessen erst zu Hause einzunehmen und während des Tages die selbst zu Hause eingepackte für seinen Fall gesunde Jause zu verzehren.

Es ist auch empfehlenswert, vor jedem Ausgang (Besuch eines Lokales) einen halben Liter Sauermilch zu trinken, damit wird das Verlangen nach gut duftenden und appetitlich aussehender Speisen in den Lokalen gedämpft, der Magen ist voll und es muß nicht unbedingt etwas Ungeeignetes gegessen werden.

Falls das nicht möglich ist und man mit hungrigem Magen ein Lokal besucht, hat es sich als vorteilhaft erwiesen, soviel Semmeln und Milch zu verzehren, bis ein Sättigungsgefühl entsteht. Damit geht man einer Verführung, etwas zu essen was man nicht soll, aus dem Wege. Es ist zu hoffen, daß es bald Gastwirte geben wird, die nicht auf empfindliche Gäste verzichten wollen und zu einem für die Gaststätten angenehmen Preis auch Essen für solche Gäste bereithalten.

Diese Nahrungsmittel sollten Sie zu Hause haben

Diese Nahrungsmittel und Zutaten sollen während der 4-Wochenkur zu Hause sein und verwendet werden. Was aus biologischem Anbau und naturbelassen sein muß, erhält das Zeichen *.

Gemüse: *
Blaukraut
Erbsen
Fenchel
Fisolen
Gurken
Karfiol
Karotten
Kartoffel
Kohl
Kohlrabi
Kraut
Paprika
Petersilie
Tomaten
Zucchini
Zwiebeln

Gewürze:
Basilikum
Dillkraut
Kümmel
Knoblauch
Lorbeerblätter
Majoran
Nelken
Oregano
Paprika *
Schnittlauch
Zimt
Vanille *
Salz

Selbstgemachte Getränke: *
Hollerbeerensaft
Heidelbeersaft
Himbeersaft
Kirschensaft
Weichselsaft
Versch. Teekräuter als Durstlöscher

Getreideprodukte: *
Übliches im Handel erhältliches Mehl
Maisgrieß
Weizengrieß
Hausbrot
Weißbrot
Hirse * diese muß aus biol. Anbau kommen und soll reichlich verwendet werden

Hülsenfrüchte: *
Weiße Bohnen
Bunte Bohnen
Erbsen
Linsen
Sojabohnen

Nüsse und Samen: *
Erdnüsse
Haselnüsse
Mandeln
Sonnenblumenkerne
Walnüsse

Milch und Molkereiprodukte:
Butter
Butterschmalz
Joghurt
Frischmilch
Sahne
Sauermilch und Sauerrahm
Speisetopfen
Schafkäse *

Tees für die Kur:
Bärlapp- und Misteltee

Obst und Beeren: *
Birnen
Marillen
Kirschen
Pflaumen
Zwetschken
Weichseln
Weintrauben
Trockenobst
Heidelbeeren
Erdbeeren
Himbeeren
Hollerbeeren

Sonstiges:
Eier zu Kochzwecken
Zucker
Essig *
Öl *

Der Großteil dieser Früchte, Beeren und Gemüse läßt sich einfrieren, sodaß jederzeit ein Vorrat an verträglichen Lebensmitteln im Haus ist.

Übersicht über die Lebensmittel, die unbedingt naturbelassen und aus biologischem Anbau sein sollten:

Gemüse
Getränke
Hülsenfrüchte
Nüsse und Samen
Obst und Beeren
Paprikapulver
Vanille, wenn sie in größeren Mengen verwendet wird
Essig
Öl, wenn es in größeren Mengen verwendet wird

Getreide:

Von den angegebenen Getreideprodukten sollte die Hirse aus biologischem Anbau stammen und ohne chemische Nachbehandlung sein. Das restliche Getreide, aus dem Auszugsmehle erzeugt werden, und der Grieß werden in gekochtem Zustand gut vertragen. Deshalb bringt der Verzehr dieser Nahrungsmittel keine Nachteile mit sich. Wichtig ist nur, daß während des Verarbeitungsprozesses (z. B.: bei der Herstellung von Mehlspeisen und verschiedenen Brotsorten) keine unverträglichen Chemikalien zugesetzt werden.

Milch und Milchprodukte:

Die angegebenen Milchprodukte und die Frischmilch sind in Österreich reine Naturprodukte.

Eier:

Die zum Kochen verwendeten im Handel erhältlichen Eier werden normalerweise gut vertragen.

Tagesmenüs und Zusatzmenüs für die 4-Wochen-Kur

Menü 1

7 Uhr: 1 Tasse leicht erwärmter Misteltee
Sonntagsgugelhupf oder Butterbrot mit Milchkaffee

10 Uhr: Trockenobst, falls kein ungeschwefeltes vorhanden, dann Buttersemmel mit Topfen

12 Uhr: Chinakohlsuppe
Nudeln nach Rezept mit Tomaten- oder Bechamelsauce und Kartoffelsalat
Heidelbeeren
1 Tasse Bärlapptee

18 Uhr: Bohnen oder Linsensalat mit Maispura oder Hausbrot
Erdbeertorte oder Topfentorte
1 Tasse Misteltee

☆ ☆ ☆ ☆

Menü 2

7 Uhr: 1 Tasse leicht erwärmter Misteltee
Eingebröckeltes (Hausbrot in heißer Milch aufweichen)

10 Uhr: 1 Glas Joghurt mit Obst oder Beeren verfeinert

12 Uhr: Sojabohnensuppe (Bohnen vom Biobauern)
Zucchini mit Ei
Grießbrei oder Topfendessert
1 Tasse Bärlapptee

18 Uhr: Gurkensalat oder Krautsalat mit Hausbrot, dazu Butter und Schafskäse
Zwetschkenschober
1 Tasse Misteltee

Menü 3

7 Uhr: 1 Tasse leicht erwärmter Misteltee
Hausbrot oder Weißbrot mit Butter, Topfen und Milchkaffee

10 Uhr: Hausbrot mit Sauermilch

12 Uhr: Biskuitschöberl mit Gemüsebrühe
Grenadiermarsch mit Mischsalat
Kirschenkompott oder Kirschendessert
1 Tasse Bärlapptee

18 Uhr: Schmalzbrot mit Sauerkraut (gekochtes Sauerkraut)
Topfentorte oder Heidelbeerschnitten
1 Tasse Misteltee

☆ ☆ ☆ ☆

Menü 4

7 Uhr: 1 Tasse leicht erwärmter Misteltee
Butterbrot mit Marmelade und Milchkaffee

10 Uhr: Butterbrot mit Eierscheiben belegt oder verträgliches Obst

12 Uhr: Brotsuppe oder Gerstenschleimsuppe
Topfenkroketten oder Cetine-Nudelauflauf
Erdbeeren oder Himbeeren mit etwas Rahm
1 Tasse Bärlapptee

18 Uhr: Kohlrabi-Karottensalat mit Butterbrot
Topfencreme mit Vanillekipferln
1 Tasse Misteltee

Menü 5

7 Uhr: 1 Tasse leicht erwärmter Misteltee
Buttersemmel mit Milch oder Milchkaffee (Kaffee nach Rezept)

10 Uhr: Joghurt mit Schnittlauch

12 Uhr: Bohnensuppe
Wasserschnitten oder Kartoffelpuffer mit Kartoffelsuppe I
Heidelbeersauce oder Zwetschkenkompott
1 Tasse Bärlapptee

18 Uhr: Hausbrot
Butter und einige Scheiben hartgekochter Eier
dazu Kartoffelsalat
Linzerschnitten
1 Tasse Bärlapptee

☆ ☆ ☆ ☆

Menü 6

7 Uhr: 1 Tasse leicht erwärmter Misteltee
Hausbrot mit Butter und Milch oder Milchkaffee

10 Uhr: Buttersemmel

12 Uhr: Zwiebelsuppe mit Brotwürfeln
Kaiserschmarren mit Dörrpflaumenkompott
1 Tasse Bärlapptee

18 Uhr: Hausbrot mit Butter und Topfenaufstrich
Buttermilchschnitten oder Sonntagsgugelhupf mit Hagebuttentee
1 Tasse Misteltee

Menü 7

7 Uhr: 1 Tasse leicht erwärmter Misteltee
Mühlviertler Rahmsuppe laut Rezept

10 Uhr: Hausbrot mit Butter und Topfen

12 Uhr: Gemüse- oder Einbrennsuppe
Topfenteignockerln in Butterbröseln geschwenkt, dazu Tomatensalat oder gekochtes Sauerkraut
Weichsel oder Pflaumenkompott
1 Tasse Bärlapptee

18 Uhr: Marinierte Zucchini „Roma" mit Hausbrot oder Semmeln
Rahmdalken
1 Tasse Misteltee

☆ ☆ ☆ ☆

Menü 8

7 Uhr: 1 Tasse leicht erwärmter Misteltee
Kuchen (Rezept im Buch) mit Milch oder Milchkaffee (Kaffeerezept im Buch)

10 Uhr: 1 Glosterapfel oder 1 Buttersemmel

12 Uhr: Mühlviertler Rahmsuppe
Pommes frites mit selbstgemachtem Ketchup oder eingefrorenem Tomatensaft und einigen Scheiben eines hartgekochten Eies
Zwetschkenröster
1 Tasse Bärlapptee

18 Uhr: Brot mit festgeschlagener Sahne bestrichen, dazu Hagebuttentee
Birnen-Topfen-Auflauf
1 Tasse Misteltee

Menü 9

7 Uhr: 1 Tasse leicht erwärmter Misteltee
Polenta; das Rezept: 50 g Maisgrieß, 1 Prise Salz, 1/4 l Wasser oder Milch. Maisgrieß in heiße Flüssigkeit einrühren, 1–2 Min kochen, zudecken und 6–8 Min quellen lassen. Mit einem EL Nockerln ausstechen, in ein Teller legen, mit gezuckertem Milchkaffee übergießen.

10 Uhr: Semmel mit Topfenaufstrich

12 Uhr: Kartoffelsuppe I
Kartoffelpuffer
Erdbeeren oder Himbeeren mit Rahm
1 Tasse Bärlapptee

18 Uhr: Bunter Nudelsalat
Anisscharten mit Milchkaffee oder Grießbrei mit Himbeersaft
1 Tasse Misteltee

☆ ☆ ☆ ☆

Menü 10

7 Uhr: 1 Tasse leicht erwärmter Misteltee
Eingebröckeltes (Hausbrot klein schneiden, mit heißer Milch übergießen und gut aufweichen lassen)

10 Uhr: Joghurt oder Sauerrahm

12 Uhr: Eisuppe
Fisolen auf Wiener Art mit Kartoffelpüree
Topfenknödel mit Pflaumenmus
1 Tasse Bärlapptee

18 Uhr: Chinakohlsalat mit selbstgemachter Mayonnaise,
Hausbrot, Butter und Milchkaffee
verträgliches Obst oder Pflaumenmus von Mittag
1 Tasse Misteltee

Menü 11

7 Uhr: 1 Tasse leicht erwärmter Misteltee
Hausbrot mit Butter und Marmelade, Milch oder Milchkaffee (Kaffeerezept im Buch)

10 Uhr: Hausbrot mit naturbelassenen Nüssen

12 Uhr: Kartoffelsuppe II oder Suppe-Allerlei
Cham-Auflauf
Topfen mit Weichseln oder Marillen zu Brei vermischt
1 Tasse Bärlapptee

18 Uhr: Hirse oder Grießbrei
Aufgeschnittener kalter Semmelknödel mit gekochtem Sauerkraut oder Kartoffelsalat
ungeschwefeltes Trockenobst
1 Tasse Misteltee

☆ ☆ ☆ ☆

Menü 12

7 Uhr: 1 Tasse leicht erwärmter Misteltee
Buttersemmel und Milch oder Milchkaffee (Kaffeerezept im Buch)

10 Uhr: Verträgliches Obst oder Kuchen

12 Uhr: Frittatensuppe
Omeletten
1 Tasse Bärlapptee

18 Uhr: Hausbrot mit Topfenaufstrich, garniert mit Gurkenscheiben oder Paprikaschoten, dazu Hagebuttentee
Kirschendessert
1 Tasse Misteltee

Menü 13

7 Uhr: 1 Tasse leicht erwärmter Misteltee
Hausbrot mit Butter, Milch oder Milchkaffee (Kaffeerezept im Buch)

10 Uhr: Kuchen oder Buttersemmel

12 Uhr: Milchsuppe
Bayrisches Kraut mit Kartoffelpüree
Kuchenbrösel-Nachspeise
1 Tasse Bärlapptee

18 Uhr: Polentakrapferl mit Bohnen- oder Linsensalat
Albertkeks mit Kompott aus Dörrobst oder Buttermilchschnitten
1 Tasse Misteltee

☆ ☆ ☆ ☆

Menü 14

7 Uhr: 1 Tasse leicht erwärmter Misteltee
Semmel oder Hausbrot mit Butter oder Topfen, Schafkäse, dazu Pfefferminztee oder Milchkaffee

10 Uhr: Butterbrot mit Topfen

12 Uhr: Tomatensuppe
Grießstrudel mit Kartoffelsalat
Topfendessert oder Buttermilchschnitten
1 Tasse Bärlapptee

18 Uhr: Zucchini-Rohkost mit Hausbrot und etwas Joghurt oder Sauerrahm
Anisscharten oder Annakeks mit Heidelbeersauce
1 Tasse Misteltee

Menü 15

7 Uhr: 1 Tasse leicht erwärmter Misteltee
Kuchen nach einem Rezept aus diesem Buch mit Milch oder Milchkaffee

10 Uhr: Verträgliches Obst (Beerenobst), falls keines vorhanden, Butterbrot

12 Uhr: Gemüse- oder Kartoffelsuppe
Semmelschmarren mit Kirschen oder Zwetschkenkompott
1 Tasse Bärlapptee

18 Uhr: Toastbrot (selbst hergestellt aus Vortagswecken) mit Butter und Topfen
Marillencreme oder Kirschendessert
1 Tasse Misteltee

☆ ☆ ☆ ☆

Menü 16

7 Uhr: 1 Tasse leicht erwärmter Misteltee
Mühlviertler Rahmsuppe (Rezept im Buch)

10 Uhr: Joghurt mit Schnittlauch oder mit Erdbeeren

12 Uhr: Bohneneintopf
Heidelbeerbecher oder Rahmdalken
1 Tasse Bärlapptee

18 Uhr: Fisolensalat mit Hausbrot und einigen Eischeiben
Marillenschnitten oder Buttermilchschnitten mit Milchkaffee
1 Tasse Misteltee

Menü 17

7 Uhr: 1 Tasse leicht erwärmter Misteltee
Semmel (Weißbrot) mit Butter und Milchkaffee (Kaffeerezept im Buch)

10 Uhr: 1–2 Scheiben Hausbrot, dazu naturbelassene Walnüsse

12 Uhr: Sojabohnensuppe
Gurkensauce mit in Butter geschwenkten Nudeln
Kirschen-Topfen-Nachspeise
1 Tasse Bärlapptee

18 Uhr: Butterbrot mit Paprikaschoten oder mit gekochtem Sauerkraut
Maispura mit Milchkaffee
1 Tasse Misteltee

☆ ☆ ☆ ☆

Menü 18

7 Uhr: 1 Tasse leicht erwärmter Misteltee
Eingebröckeltes (Hausbrot klein schneiden, heiße Milch darüber gießen und kurze Zeit zugedeckt aufweichen lassen)

10 Uhr: Buttersemmel und 1 gehäufter EL Walnüsse aus biologischem Anbau

12 Uhr: Eisuppe
Kartoffelomelett mit Sojabohnensalat oder Gurkensalat
Birnen-Topfenauflauf oder Hollerröster
1 Tasse Bärlapptee

18 Uhr: Joghurt mit Schnittlauch und Hausbrot
Vanillekipferl mit Pfefferminztee oder Aniskuchen mit anderen Kräutertees
1 Tasse Misteltee

Menü 19

7 Uhr: 1 Tasse leicht erwärmter Misteltee
Hausbrot mit Butter, Milch oder Milchkaffee

10 Uhr: Semmel mit Joghurt

12 Uhr: Krautsuppe
Topfendalkerl, dazu leichter Pfefferminztee oder Milchkaffee
1 Tasse Bärlapptee

18 Uhr: Bunter Salat mit einigen Eierscheiben und Hausbrot oder Brot mit Sojasalat
Rahmpudding oder Sonntagsgugelhupf
1 Tasse Misteltee

☆ ☆ ☆ ☆

Menü 20

7 Uhr: 1 Tasse leicht erwärmter Misteltee
Hausbrot oder Weißbrot mit Butter, Marmelade und Milchkaffee

10 Uhr: Butterbrot mit einigen Eierscheiben oder mit Joghurt

12 Uhr: Grießsuppe (Rezept siehe 7. Tag der 7-Tage-Test-Diät)
Kümmelkartoffeln mit Topfenhäubchen oder
Gefüllte Paprika mit Kartoffelpüree
Topfen mit verträglichen Beeren
1 Tasse Bärlapptee

18 Uhr: Butterbrot mit Bohnen- oder Kartoffelsalat
Placek oder Sonntagsgugelhupf
1 Tasse Misteltee

Menü 21

7 Uhr: 1 Tasse leicht erwärmter Misteltee
Hausbrot, Butter mit Milch oder Milchkaffee (Kaffee nach dem Rezept im Buch)

10 Uhr: Semmel mit Hartkäse und Butter (der Käse muß, wenn er keine zu großen Beschwerden verursachen soll, 20 Stunden vor dem Verzehr in Milch gelegt werden, dann gut abspülen und nachsalzen)

12 Uhr: Eisuppe
Röstkartoffeln mit Krautsalat oder gekochtem Sauerkraut
Erdbeeren mit etwas Joghurt oder Sauerrahm
1 Tasse Bärlapptee

18 Uhr: Bohnensalat mit Hausbrot
Pura mit Milchkaffee oder Rahmdalken
1 Tasse Misteltee

☆ ☆ ☆ ☆

Menü 22

7 Uhr: 1 Tasse leicht erwärmter Misteltee
Hausbrot oder Weißbrot mit Butter und Topfen, Milchkaffee

10 Uhr: Verträgliches Obst, falls keines vorhanden, Nüsse mit Joghurt

12 Uhr: Sojabohnensuppe
Eiernockerln mit Krautsalat
Linzerschnitten
1 Tasse Bärlapptee

18 Uhr: Hausbrot mit gebratenen Paprikaschoten oder
Hausbrot mit Tomatensalat
Heidelbeersauce mit Albertkeks
1 Tasse Misteltee

Menü 23

7 Uhr: 1 Tasse leicht erwärmter Misteltee
Hausbrot mit Butter, Topfen, Milch oder Milchkaffee

10 Uhr: Buttersemmel oder Semmel mit Sauermilch

12 Uhr: Hirsesuppe
Fisolen mit Eigelb oder Gemüseomelett
Kirschen-Topfen-Speise
1 Tasse Bärlapptee

18 Uhr: Hirsesuppe von Mittag
Rührei mit Semmel
1 Tasse Misteltee

☆ ☆ ☆ ☆

Menü 24

7 Uhr: 1 Tasse leicht erwärmter Misteltee
Polenta; das Rezept: 50 g Maisgrieß, 1 Prise Salz, 1/4 l Wasser oder Milch. Maisgrieß in heiße Flüssigkeit einrühren, 1–2 Min kochen, zudecken und 6–8 Min quellen lassen. Nockerln ausstechen, auf einen Teller legen, mit gezuckertem Milchkaffee übergießen. Schmeckt gut.

10 Uhr: Semmel mit Topfenaufstrich

12 Uhr: Kartoffelsuppe I
Kartoffelpuffer
Erdbeeren mit Rahm oder Kirschendessert
1 Tasse Bärlapptee

18 Uhr: Bunter Nudelsalat
Anisscharten mit Milchkaffee oder Grießbrei mit Himbeeren
1 Tasse Misteltee

Menü 25

7 Uhr: 1 Tasse lauwarmer Misteltee
Semmel mit Butter, Topfen, geriebenen Nüssen und Milch oder Milchkaffee (Kaffeerezept im Buch)

10 Uhr: Hausbrot mit Sauerrahm oder ein Stück Kuchen

12 Uhr: Einbrennsuppe
Petersilienkartoffeln mit Tomatensauce
Topfentorte oder Sonntagsgugelhupf
1 Tasse Bärlapptee

18 Uhr: Hausbrot mit Butter und Eierscheiben
Kompott aus Kirschen oder Zwetschken (auch Obst aus der Tiefkühltruhe)
1 Tasse Misteltee

☆ ☆ ☆ ☆

Menü 26

7 Uhr: 1 Tasse leicht erwärmter Misteltee
Eingebröckeltes (Hausbrotwürfel in heißer Milch einige Minuten aufweichen lassen)

10 Uhr: Ungeschwefeltes Trockenobst,
falls keines vorhanden, 1 Becher Joghurt

12 Uhr: Krautsuppe oder Tomatensuppe
Powidltascherl
1 Tasse Bärlapptee

18 Uhr: Nudeln in heißer Butter oder Schmalz geschwenkt mit gekochtem Sauerkraut oder Topfennudeln
Kirschenkompott
1 Tasse Bärlapptee

Menü 27

7 Uhr: 1 Tasse leicht erwärmter Misteltee
Hausbrot mit Butter, naturbelassener Marmelade und Milch oder Milchkaffee

10 Uhr: Kuchen oder Buttersemmel

12 Uhr: Sojabohnensuppe (davon etwas für den Abend aufheben)
Krautfleckerln aus Topfenteig
Zwetschkenkompott oder Trockenobst
1 Tasse Bärlapptee

18 Uhr: Suppe von Mittag
Topfendalkerln mit Kompott (wie zu Mittag)
1 Tasse Misteltee

☆ ☆ ☆ ☆

Menü 28

7 Uhr: 1 Tasse leicht erwärmter Misteltee
Hausbrot mit Butter und Milchkaffee

10 Uhr: Verträgliches Obst oder Topfenbrot

12 Uhr: Kohlrabi- oder Tomatensuppe mit einigen Eierscheiben als Einlage
Kartoffelpüree mit in Butter gerösteter Zwiebel
Zwetschkenschober
1 Tasse Bärlapptee

18 Uhr: Butterbrot mit einigen Eierscheiben und Tomatenscheiben
Joghurt mit gemahlenen Walnüssen
1 Tasse Bärlapptee

Menü 29

7 Uhr: 1 Tasse leicht erwärmter Misteltee
Eingebröckeltes (Hausbrotwürfel mit heißer Milch übergießen und einige Minuten aufweichen lassen)

10 Uhr: Hausbrot mit Schafskäse

12 Uhr: Kartoffelpüreesuppe (Cremesuppe)
Gratinierter Chinakohl oder Topfenkroketten
Birnen-Topfenauflauf
1 Tasse Bärlapptee

18 Uhr: Hausbrot mit einigen Eierscheiben und selbstgemachtem Tomatenketchup
Mehlspeise nach Wahl (Rezepte im Buch)
1 Tasse Misteltee

☆ ☆ ☆ ☆

Menü 30

7 Uhr: 1 Tasse leicht erwärmter Misteltee
Semmeln mit Butter und einigen Eierscheiben, Milchkaffee

10 Uhr: Hausbrot mit Topfen oder Kuchen

12 Uhr: Linsen- oder Sojabohnensuppe
Karotten-Gemüse oder Fisolen auf Wiener-Art mit Kartoffelpüree und einigen Eierscheiben
Linzerschnitten
1 Tasse Bärlapptee

18 Uhr: Nockerln mit heißer Butter und Sauerkraut
Topfentorte oder Heidelbeerbecher
1 Tasse Misteltee

Zusatzmenü 1

7 Uhr: 1 Tasse leicht erwärmter Misteltee
Haus- oder Weißbrot mit Butter, Topfen und Milchkaffee

10 Uhr: Hausbrot und Walnüsse

12 Uhr: Suppe aus einem der 30 Menüs
Pflaumenknödeln aus Topfenteig
1 Tasse Bärlapptee

18 Uhr: Hausbrot mit Bohnen- oder Kartoffelsalat
Rahmdalken oder nur 1 Glas Joghurt
1 Tasse Misteltee

☆ ☆ ☆ ☆

Zusatzmenü 2

7 Uhr: 1 Tasse leicht erwärmter Misteltee
Weißgebäck mit Butter oder Kuchen, dazu Milchkaffee

10 Uhr: Semmel mit Joghurt

12 Uhr: Grießsuppe (siehe 7. Tag der 7-Tage-Test-Diät)
Schmackhaftes Kartoffelgericht
Obstsalat mit etwas Sahne und Albertkeks
1 Tasse Bärlapptee

18 Uhr: Hausbrot mit Butter, Tomatenscheiben, Gurkenscheiben und einigen Eierscheiben oder dünn aufgeschnittene Semmelknödelscheiben mit Sauerrahmüberguß
1 Tasse Misteltee
Kirschendessert

Zusatzmenü 3

7 Uhr: 1 Tasse leicht erwärmter Misteltee
Eingebröckeltes (Hausbrot in Würfel schneiden, mit heißer Milch übergießen und zugedeckt kurze Zeit aufweichen lassen)

10 Uhr: Kuchen oder Butterbrot, verträgliches Obst

12 Uhr: Sojabohnensuppe
Topfenstrudel
1 Tasse Bärlapptee

18 Uhr: Hausbrot mit Kartoffeln oder Mischsalat und einigen Eierscheiben
Marillencreme oder Kuchen mit Milchkaffee
1 Tasse Misteltee

☆ ☆ ☆ ☆

Zusatzmenü 4

7 Uhr: 1 Tasse leicht erwärmter Misteltee
Mühlviertler Rahmsuppe laut Rezept

10 Uhr: Joghurt

12 Uhr: Gemüsebrühesuppe mit Topfenteignockerln
Bohneneintopf aus größeren Lila-Bohnen
Topfenknödeln mit Zwetschkenkompott
1 Tasse Bärlapptee

18 Uhr: Schnittlauchtopfen mit Brot und Kartoffelsalat
Nachspeise: wählen Sie eine aus dem reichhaltigen Angebot der 30-Tage-Menüs
1 Tasse Misteltee

Zusatzmenü 5

7 Uhr: 1 Tasse leicht erwärmter Misteltee
Semmel, Butter, Marmelade und Milchkaffee

10 Uhr: Butterbrot mit einigen Eierscheiben

12 Uhr: Karottensuppe
Kartoffelnudeln mit Rahm
1 Tasse Bärlapptee

18 Uhr: Rotkraut oder Kartoffelsalat mit Hausbrot
Pflaumenmus mit Obers
1 Tasse Misteltee

☆ ☆ ☆ ☆

Kochrezepte für sämtliche Menüs

Abkürzungen:

EL = Eßlöffel
TL = Teelöffel
Msp. = Messerspitze
Pkg. = Packung

Albertkeks

Zutaten:	600 g glattes Mehl	100–120 g Butter
	100 g Zucker	3 Eier
	1 Pkg. Backpulver	8–10 EL Rahm

Zubereitung: Aus den Zutaten wird ein mürber Teig gemacht, den man messerrückendick auswalkt, Formen aussticht, diese mit Eidotter bestreicht und auf einem befetteten Backblech hellgelb backen läßt.

Aniskuchen

Zutaten:	300 g Mehl	2 Eier
	100 g Butter	1 Prise Salz
	170 g Zucker	$^1/_4$ l Milch
	1 Pkg. Backpulver	etwa 10 g gestoßener Anis

Zubereitung: Die Butter schaumig rühren, Zucker dazugeben und nach und nach die 2 Dotter beimengen. Die Hälfte des Mehles mit Backpulver vermengen und unter den Teig verarbeiten. Anis, Milch und das restliche Mehl unterrühren. Eiklar und 1 Prise Salz zu festem Schnee schlagen und unter den Teig mengen. Ein gut befettetes, bemehltes Backblech mit der Teigmasse füllen und mit einem Blatt Pergamentpapier zugedeckt 50–60 Minuten im Rohr backen.

Anisscharten

Zutaten:	100 g Mehl	Anis nach Belieben
	120 g Zucker	Wachs für das Blech
	2 Eier	

Zubereitung: Die Zutaten zu einem Teig verrühren und mit einem Kaffeelöffel kleine Häufchen auf ein mit Wachs bestrichenes Backblech setzen, diese zu kleinen Scheiben auseinanderstreichen, mit Anis bestreuen und lichtgelb backen. Noch heiß vom Blech lösen und über den Stiel eines Kochlöffels biegen.

Annakeks

Zutaten:

500 g Mehl (glatt)
200 g Zucker
200 g Butter
1 Pkg. Backpulver
2 Eier
1 Pkg. Naturvanillezucker
einige Tropfen Zitronensaft

Zubereitung:

Eier und Zucker schaumig rühren, zerlassene Butter, das mit Backpulver versiebte Mehl und alle anderen Zutaten dazugeben und gut zu einem Teig verarbeiten. Etwa 10 Minuten rasten lassen, messerrückendick auswalken, Formen ausstechen, mit Ei bestreichen und auf einem befetteten Blech hellgelb backen.

Bayrisches Kraut

Zutaten:

500 g Weißkraut
1 mittelgroße Zwiebel
1 EL Essig
1–2 Tassen Wasser
20 g Schweine- oder Butterschmalz
1/2 naturbelassener Apfel
Salz, Zucker

Zubereitung:

Kraut putzen, die gröberen Teile entfernen und klein schneiden. Zucker in heißem Fett leicht bräunen, Zwiebel und Apfel klein geschnitten dazu geben, kurz mitdünsten. Kraut und Wasser zufügen, salzen und weich dünsten, mit Essig abschmecken. Mit Kartoffelpüree und einigen Eischeiben servieren.

Bechamelsauce

Zutaten:

30 g Butter
40 g Mehl
gehackte Kräuter nach Geschmack
1/2 l Milch
Salz
etwas Muskat

Zubereitung:

Butter zergehen lassen, das Mehl dazustäuben und unter Rühren anschwitzen. Nach und nach die Milch einrühren, mit Salz und Muskat abschmecken und ca. 10 Min. leicht kochen lassen.

Birnen-Topfen-Auflauf

Zutaten:

50 g Butter
50 g Zucker
2 Eier
4 EL Weizengrieß
500 g Topfen
1 Pkg. Vanillezucker
4 Birnen
einige Tropfen Zitronensaft
Zucker und Butter zum Bestreuen

Zubereitung:

Butter, Zucker, Eidotter und Vanillezucker schaumig rühren, Zitronensaft und Weizengrieß zufügen, den Topfen löffelweise untermischen. Zuletzt den steif geschlagenen Eischnee unterziehen.
Eine befettete Auflaufform mit etwas Topfenmasse füllen, vier halbe geschälte und entkernte Birnen darauf legen. Mit restlicher Topfenmasse bedecken. Die zweiten Birnenhälften an der Rundung einschneiden und obenauf legen. Mit Zucker bestreuen und mit Butterflocken belegen. Im vorgeheizten Backrohr ca. 40 Min. backen.

Biskuitschöberln

Zutaten:

3 dag Butter
10 dag Mehl
ca. 1/8 l Milch
2 Eidotter
1/4 Pkg. Backpulver
Salz, 1 Prise Muskatnuß

Zubereitung:

Butter schaumig rühren, Dotter, Milch, das mit Backpulver vermengte Mehl und Gewürze unterrühren. Schnee von 2 Eiklar unterziehen (die Masse soll locker sein). Die Masse in eine gut befettete Form geben und bei mäßiger Hitze etwa 30 Min. backen. Nach dem Backen in Schnitten schneiden und in einer Gemüsebrühe servieren.

Bohneneintopf

Zutaten:

1/4 kg Bohnen
2 Karotten
1–2 Knoblauchzehen
Salz, Kümmel
1/2 TL naturbelassenen,
1 TL Schmalz
1 mittelgr. Zwiebel
1 1/4 l Wasser
3 Pfefferkörner
eine Handvoll selbst-

ungestreckten Paprika aus dem Naturkostläden

gemachte Teigwaren (falls keine vorhanden, 1 Stück kleingeschnittenes Hausbrot)

Zubereitung: Bohnen waschen, im Wasser über Nacht einweichen, mit allen Zutaten außer Salz und Teigwaren ca. 40 Min. kochen. Salz und Teigwaren dazugeben und fertig kochen.

Bohnensalat I

Zutaten:

1 Tasse weiße Bohnen
1 kleine Zwiebel
1–2 Knoblauchzehen
1 EL Öl
1/2 TL Kümmel
Salz

Sauce:

Essig
Salz
Öl
Zwiebel
etwas kalte Bohnenbrühe und Wasser

Zubereitung: Bohnen waschen, über Nacht einweichen und im Einweichwasser ca. eine Stunde mit allen Zutaten außer Salz kochen (die Bohnen sollen nicht zerfallen). Bohnen salzen, in der Brühe auskühlen lassen, abseihen, zu der vorbereiteten Sauce geben, vorsichtig unterrühren und ca. 30 Min. stehen lassen.

Bohnensalat II

Zutaten:

1/4 kg weiße Bohnen
2–3 Knoblauchzehen
1 EL Öl
1 kleines Lorbeerblatt
Salz, Kümmel
und etwas Bohnenkraut

Zubereitung: Bohnen über Nacht einweichen, im Einweichwasser mit allen Zutaten außer Salz fertig kochen. Zum Schluß salzen und noch einmal aufkochen. Die Bohnen abseihen und in die Sauce von Rezept I geben, gut vermengen und einige Zeit ziehen lassen.

Bohnensuppe

Zutaten:

$^1/_2$ Tasse weiße Bohnen
1–2 Knoblauchzehen
1 kl. Zwiebel
1 TL Butter
Salz, Kümmel, Bohnenkraut
1–2 EL Sauerrahm

Zubereitung:

Bohnen wie üblich über Nacht einweichen, mit allen Zutaten außer Salz weich kochen. Passieren, salzen, noch einmal aufkochen, mit Rahm geschmacklich abrunden.

Brotsuppe

Zutaten:

2 mittelgroße Kartoffeln
1 Karotte
1 TL Butter
Salz
1 große Scheibe Hausbrot
1 Petersilienwurzel
$^1/_2$ l Wasser
1–2 EL Topfen

Zubereitung:

Brot, geschälte Kartoffeln klein schneiden, Karotten und Petersilienwurzel reinigen, raspeln und alles zusammen in der Butter kurz dünsten. Mit Wasser aufgießen, salzen und weich kochen. Zum Schluß den glatt gerührten Topfen untermengen und nicht mehr kochen.

Bunter Nudelsalat

Zutaten:

150 g gekochte Nudeln (selbstgemacht)
2 Tomaten, Essig
Zitronensaft
Tomatenketchup (Rezept im Buch)
5–10 dag gekochte grüne Erbsen
Petersiliengrün, Öl
eine Prise Zucker
1 hart gekochtes Ei
Salz

Zubereitung:

Die Nudeln in Salzwasser nicht zu weich kochen und auf einem Sieb abtropfen lassen. Tomaten enthäuten und blättrig schneiden. Erbsen in Salzwasser kochen und das Petersiliengrün fein hacken. Aus Öl, Essig, Zucker, Salz, Zitronensaft und Ketchup eine Sauce bereiten und alle Zutaten außer dem Ei mit der Sauce vermengen. Das Ei würfelig schneiden und den Salat damit garnieren, gut durchziehen lassen.

Bunter Salat

Zutaten:

1 hart gekochtes Ei
1 Paprikaschote
1 Karotte
1 Gurke
1 Zwiebel

Sauce:

4 EL Joghurt
etwas Dill
Salz, Essig
Kresse

Zubereitung:

Alle Zutaten klein schneiden und in eine Schüssel geben. Die Saucezutaten gut vermischen und über den Salat geben, gut durchziehen lassen.

Buttermilchschnitten

Zutaten:

90 g Butter
125 g Zucker
2 Msp. Kakaopulver
250 g Mehl (halb griffig, halb glatt)
2 Eier
1/4 l Buttermilch
1/2 Pkg. Backpulver
1/2 Pkg. Vanillezucker

Zubereitung:

Eier, Butter, Zucker und Vanillezucker schaumig rühren. Mehl mit Backpulver vermischen, Kakao dazugeben und abwechselnd mit der gut verrührten Buttermilch einrühren. Auf ein befettetes und bemehltes Blech streichen. Bei Mittelhitze ca. 20–30 Min. backen.

Cetine-Nudelauflauf

Zutaten:

150 g Nudeln (selbstgemacht)
2 Tomaten
1 kleine Zwiebel
1 halbe Tasse saure Sahne (Rahm)
1 TL Butter
1 TL gehackte Petersilie
2 EL Tomatenketchup (nach Ketchuprezept)
naturbelassenes Paprikapulver
1 Ei

Zubereitung: Die Nudeln im Salzwasser nicht zu weich kochen. Die Hälfte davon in den Brattopf geben. Die Zwiebel dazu reiben, Tomaten enthäuten, in Scheiben schneiden, darauflegen. Mit Petersilie bestreuen und den restlichen Nudeln abdecken. Ei, Ketchup, Rahm, Paprika und Salz verquirlen und darüber gießen. Den Auflauf mit Butterflocken bestreuen, zugedeckt backen. Vor dem Servieren mit etwas Tomatenketchup begießen.

Cham-Auflauf

Zutaten:

1 kleine Zwiebel
1 kleine Zucchini
1 Kartoffel
1 halbe Paprikaschote
2–3 Tomaten
1 Ei, Salz
1 halber Becher Rahm
3 EL Topfen
Butterschmalz
Basilikum
Oregano
Petersiliegrün

Zubereitung: Zwiebel klein schneiden, in Butterschmalz leicht andünsten, restliches Gemüse schneiden, schichtweise auf die Zwiebel legen, würzen und 10 Min. dünsten. Ei, Rahm und Topfen mit etwas Salz glattrühren, über das Gemüse streichen und zugedeckt fertig backen.

Chinakohlsalat

Zutaten:

Essig
etwas Zwiebel
einige EL Sauerrahm
1 mittelgr. Chinakohl
Öl
Salz
1 TL Mayonnaise
(selbstgemacht)

Zubereitung: Chinakohlblätter waschen, feinnudelig schneiden. Alle Zutaten zu einer Sauce verrühren und mit dem Chinakohl vermischen.

Chinakohlsuppe I

Zutaten:

einige Blätter Chinakohl
1 TL Butter
Küchenkräuter (Fertigmischung aus dem Naturkostladen)
1–2 EL Schlagobers
1 EL Topfen
2 Tassen Wasser
Salz

Zubereitung:

Die Chinakohlblätter waschen, klein schneiden, mit Butter, Salz, Wasser und Küchenkräutern weich kochen. Schlagobers mit Topfen glatt rühren, unter die Suppe ziehen und nicht mehr kochen. Mit flüssiger Pflanzenwürze (erhältlich in Naturkostläden) verfeinern.

Chinakohlsuppe II

Zutaten:

1 kl. Zwiebel
1 volle Tasse geschnittener Chinakohl
1 Karotte
2 Tassen Wasser
1 mittelgr. Kartoffel
1 Ei
1 TL Butter
1 EL gehacktes Petersiliegrün
1/2 Tasse geschnittenes Blaukraut
Kümmel, Majoran
Salz

Zubereitung:

Das klein geschnittene Gemüse samt Petersiliengrün, Kartoffel und Zwiebel in Butter kurz andünsten, Majoran, Kümmel und Salz zugeben, mit Wasser aufgießen und weich kochen. Zum Schluß ein aufgeschlagenes, verrührtes Ei unterziehen, kurz aufkochen.

Dörrpflaumenkompott

Zutaten:

ungeschwefelte Dörrpflaumen (vom Biobauern)
Zucker nach Belieben
Zimt und Zitronensaft

Zubereitung:

Die Dörrpflaumen waschen und einige Stunden einweichen. Mit den anderen Zutaten vermischen und weichkochen.

Eiernockerln

Zutaten:	200 g glattes Mehl	$^{1}/_{8}$ l Milch
	30 g Butter	Salz
	1 Ei	

Zubereitung: Butter schaumig rühren, die restlichen Zutaten dazugeben. Teig leicht abschlagen, mit einem Löffel kleine Nokkerl ausstechen und in kochendem Salzwasser 8–10 Min. kochen, abseihen, mit kaltem Wasser abschrecken. Etwas Fett erhitzen, 2 Eier hineinschlagen, salzen, zu Eierspeise verrühren, Nockerln dazugeben, mit den Eiern vermischen und vor dem Servieren mit gehacktem Schnittlauch bestreuen.

Einbrennsuppe

Zutaten:	30 g Butter	Salz
	40 g glattes Mehl	Petersiliengrün

Zubereitung: Mehl und Butter goldgelb anlaufen lassen, salzen, mit kaltem Wasser aufgießen, aufkochen und noch 1 Tasse Wasser beifügen, einige Min. kochen lassen, Petersiliengrün dazugeben, nicht mehr kochen.

Eisuppe

Zutaten:	1 Ei	Salz
	einige Tropfen Öl	1 TL glattes Mehl
	1 TL gehackte Petersilie	$^{1}/_{2}$ TL Wasser

Zubereitung: Das Wasser salzen und mit Öl zum Kochen bringen. Das Ei mit Mehl verrühren und in das kochende Wasser mit der Schneerute schnell einkochen, mit Petersilie und Schnittlauch bestreuen, nicht mehr kochen.

Erbsensuppe

Zutaten:

150 g Erbsen
1 Karotte
etwas Gemüsebrühe (aus Naturkostladen)
$^{1}/_{2}$ TL Butter
Salz
1 Petersilienwurzel

Zubereitung:

Die Karotte, sowie Petersilie waschen, fein reiben, in Butter andünsten. Die Erbsen und Gemüsebrühe dazugeben, mit 2 Tassen Wasser aufgießen, salzen, fertig kochen.

Erdbeersalat

Zutaten:

300 g Erdbeeren
1 TL Staubzucker
$^{1}/_{8}$ l Schlagobers
1 naturbelassene Birne
1 EL geriebene naturbelassene Walnüsse
einige Tropfen Zitronensaft

Zubereitung:

Erdbeeren waschen, abtropfen lassen, halbieren und mit gekochten Birnenspalten vermischen. Mit Zitronensaft und Staubzucker abschmecken, in Gläser verteilen, mit festem Schlagobers überziehen und mit geriebenen Nüssen bestreuen.

Erdbeertorte

Zutaten:

300 g Erdbeeren
80 g Staubzucker
40 g Staubzucker f. d. Schnee
1 Pkg. Tortengelee
etwas Naturvanille
90 g Mehl
einige Tropfen Zitronensaft
Butter und etwas Staubzucker zum Bestreichen der Torte vor der Fruchtlage
3 Eier

Zubereitung:

Dotter, Vanille, Zitronensaft und 80 g gesiebten Staubzucker schaumig rühren, das Mehl unterziehen. 40 g Staubzucker und die Eiklar zu einem festen Schnee schlagen und unter die Masse heben. In einer befetteten und bemehlten Obst-Tortenform ca. 20 Min. bei mittlerer Hitze goldgelb backen.
Butter und Staubzucker gut verrühren, die erkaltete Torte damit bestreichen, mit Früchten belegen. Anschließend, das nach Rezept bereitete Tortengelee darüber gießen.

Fisolen mit Ei

Zutaten:

400 g Fisolen
1 mittelgr. Zwiebel
1 EL Mehl
1 hartgekochtes Ei
etwas Bohnenkraut
Butter
1/2 TL Essig
Salz
2 EL Sauerrahm

Zubereitung:

Die geputzten Fisolen kleinschneiden, in Salzwasser fast weich kochen. Inzwischen die fein gehackte Zwiebel in Butter dünsten, mit Mehl bestäuben und etwas Wasser aufgießen. Fisolen und Bohnenkraut dazugeben, 3–5 Min. kochen lassen. Essig mit Sauerrahm glattrühren, Ei kleinschneiden, mit den Fisolen vermengen, nicht mehr kochen.

Fisolensalat

Zutaten:

300 g Fisolen
1 kleine Zwiebel
Salz
1 Prise Zucker
Essig und Öl

Zubereitung:

Die geputzten, kleingeschnittenen Fisolen 5 Min. kochen, Wasser abseihen. Mit frischem Salzwasser weich kochen, kalt abspülen, abtropfen lassen. Zwiebel in Ringe schneiden mit Fisolen und restlichen Zutaten vermischen.

Fisolen auf Wienerart

Zutaten:

400 g Fisolen
20 g Butter
1 EL Mehl
2–3 EL Sauerrahm
oder Obers
Salz
etwas Petersilie
1 kl. Zwiebel
eine Prise Zucker

Zubereitung:

Die geputzten Fisolen zerkleinern, in wenig Salzwasser weichkochen. Aus Butter, Mehl und Zwiebel eine lichte Einbrenn bereiten, die Fisolen dazugeben, aufkochen, mit 1 Prise Zucker, Rahm und Petersilie abschmecken.

Fleckerlteig für Topfenfleckerln

Zutaten:

400 g Mehl
1 Ei
$^1/_{16}$ l Wasser

Zubereitung:

Auf einem Brett den Fleckerlteig herstellen, ungefähr 15 Min. rasten lassen, ausrollen und dann etwas übertrocknen. Die Fleckerln werden nicht geschnitten, sondern in kleine Stücke gerissen und in kochendem Salzwasser 8 Min. lang gekocht. Die weitere Verarbeitung siehe Topfennudeln.
Tip: Diese Fleckerln können auch als Vorrat getrocknet werden.

Frittatensuppe

Zutaten:

Gemüsebrühe
(aus dem Naturkostladen)

Zubereitung:

Omeletten werden zusammengerollt, zu feinen Nudeln geschnitten und mit heißer Gemüsebrühe übergossen.

Gebratene Paprikaschoten

Zutaten:

4 Paprikaschoten
einige EL Wasser
etwas Butter
Salz

Zubereitung:

Paprika waschen, abtrocknen und die ganzen Schoten in nicht zu heißer Butter von allen Seiten leicht anbraten, salzen, einige EL Wasser dazugeben und ca. 10 Min. dünsten lassen.

Gefüllte Paprika

Zutaten:

4–5 Paprikaschoten
4–5 geh. EL Topfen
1 kl. Zwiebel
1 EL. geh. Petersilie
Salz
1 TL Butter
1 TL Weizengrieß
$^1/_8$ l Schlagobers
2 große geschälte Tomaten
2 mittelgroße Kartoffeln
1 Ei
1 Eiklar
1–2 Knoblauchzehen
1 EL Bröseln
flüssige Suppenwürze aus dem Naturkostladen

Zubereitung: Paprika waschen, Deckel abschneiden, die Kerne entfernen, innen salzen und 10–15 Min. in Wasser kochen. Kartoffeln waschen, kochen, schälen und pressen. Topfen, Ei, Eiklar, Salz, zerdrückten Knoblauch, feingehackte Zwiebel, Bröseln, Weizengrieß und Petersilie mit den gepreßten Kartoffeln mischen. Diese Masse 1 Std. stehenlassen, dann Paprika damit füllen. In eine Pfanne etwas Paprikabrühe geben, die gefüllten Paprika hineinlegen, 15 Min. dünsten.
Paprika aus der Pfanne heben, etwas Suppenwürze und das Obers zu der Sauce mischen, verrühren, Paprika wieder zurückgeben, zudecken und auf der heißen Herdplatte einige Minuten ziehen lassen (aber nicht mehr kochen).

Gemüsebrühesuppe mit Topfenteig

Zutaten:

2 Tassen Wasser
1 Msp. Butter
1 TL Schnittlauch
etwas Salz
3 EL Topfenteig (Rezept im Buch)
etwas fertige Gemüsebrühe (Naturkostladen)

Zubereitung: Aus dem Topfenteig kleine Fleckerln reißen, ins kochende Salzwasser legen, einige Min. kochen lassen. Gemüsebrühe dazugeben, nicht mehr kochen. Beim Servieren mit Schnittlauch bestreuen.

Gemüseomelett

Zutaten:

200–300 g versch. Gemüse
Salz

Für den Teig:
1 Ei, 1 Eiklar
4–6 EL glattes Mehl
etwas Salz
Gemüsebrühe

Zubereitung: Gemüse waschen, im Salzwasser fast gar kochen, abtropfen und auskühlen lassen. Aus Teigzutaten und ausgekühlter Gemüsebrühe einen Omelettenteig bereiten, das Gemüse unterrühren. In einer befetteten Pfanne 2 Omeletten backen.

Gemüsesuppe I

Zutaten:

1 großes Krautblatt	$^3/_8$ l Wasser
2 kleine Kartoffeln	$^1/_8$ l Milch
1 Petersiliewurzel	Butter, Salz, Kümmel
1 Karotte	1 EL Rahm
2 Chinakohlblätter	1 EL Schafkäse oder Topfen
1 Schnitte Hausbrot	

Zubereitung: Brot und Gemüse kleinschneiden, in Butter leicht andünsten. Wasser, Salz und Kümmel dazugeben, fertig kochen. Schafkäse mit Rahm glattrühren, mit Milch zu Gemüse gießen und nicht mehr kochen.

Gemüsesuppe II

Zutaten:

$^1/_2$ Tasse geschn. Kraut	1 kl. Kohlrabi
1 Karotte	Salz, Kümmel
1 kleine Petersilienwurzel	1 nußgroßes Sellerieblatt
1 Kartoffel	2 Tassen Wasser
eine Handvoll Karfiolröschen	2 EL Schafkäse oder Topfen

Für Einbrenn: Butter und Mehl

Zubereitung: Gemüse waschen, kleinschneiden, mit Kümmel im Salzwasser weich kochen. Aus Mehl und Butter eine Einbrenn bereiten, mit Wasser aufgießen, in die Suppe geben, aufkochen lassen. Schafkäse unterrühren und servieren.

Gemüsetopf

Zutaten:

1 kl. Zucchini	1–2 Knoblauchzehen
1 kl. Zwiebel	1 Schnitte hartes Hausbrot (gerieben)
2–3 Tomaten	2–3 EL Sauerrahm
2 Kartoffeln	etwas Rosmarin
1 Paprikaschote	Thymian
Salz	

Zubereitung: Das Gemüse reinigen, kleinschneiden, mit 1–2 Tassen Wasser und den übrigen Zutaten, außer Rahm, weich kochen, mit Rahm abschmecken.

Gerstenschleimsuppe

Zutaten:	3 EL Gerstenmehl Salz 1 Ei	1/2 l Wasser Petersiliengrün etwas Butter

Zubereitung: Mehl mit etwas Salz und Wasser glattrühren, ins heiße Salzwasser gießen und unter Rühren zum Kochen bringen. Das verrührte Ei und die Butter untermengen, aufkochen, mit gehackter Petersilie bestreuen.

Gratinierter Chinakohl

Zutaten:	1/2 Chinakohl 1/2 Tasse Topfen Salz	1/2 Tasse grob gehackte Haselnüsse

Zubereitung: Den Chinakohl in ca. 5 cm lange Stücke schneiden und in leicht gesalzenem Wasser nicht zu weich kochen. Abtropfen lassen und in eine befettete Schüssel geben. Den Rahm mit dem Topfen und den Haselnüssen gut verrühren und salzen. Diese Creme über den Chinakohl gießen und im Rohr bei ca. 250° goldbraun gratinieren.

Grenadiermarsch

Zutaten:	2 Tassen würfelig geschn. Kartoffeln 1 Zwiebel 1/2 TL Kümmel	1 Tasse Teigwaren (selbstgemacht) 1 gestr. EL Butterschmalz

Zubereitung: Die Kartoffeln schälen, würfelig schneiden und in Salzwasser mit dem Kümmel kochen. Die Teigwaren ebenfalls in Salzwasser kochen. Die Zwiebel in Butterschmalz hellgelb anrösten. Die Teigwaren abseihen, mit kaltem Wasser abschrecken und mit den gerösteten Zwiebeln vermengen. Die Kartoffeln ebenfalls abseihen, dazugeben und alles vorsichtig vermischen.

Grießbrei

Zutaten:

$^1/_4$ l Milch
2–4 TL Grieß
1 Prise Salz
2 TL Zucker
etwas Butter

Zubereitung:

Milch erhitzen, Grieß und Zucker einkochen, kurze Zeit kochen lassen. Vor dem Anrichten Butter einrühren.

Grießstrudel

Zutaten:

250 g glattes Mehl
$^1/_2$ Ei (oder kein Ei)
2 EL Öl
1 Prise Salz
warmes Wasser nach Bedarf

Fülle:

3 EL Weizengrieß
1 Ei
1 Eiklar
Salz
$^1/_8$ l Milch
1 TL Semmelbröseln
1 EL Butter
Petersiliengrün

Zubereitung:

Aus Mehl, Ei, Öl und Wasser einen weichen Strudelteig herstellen, gut durchkneten, zugedeckt 30 Min. rasten lassen, ausziehen, die Grießfülle darauf verteilen und zusammenrollen. Mit einem Kochlöffel Stücke abteilen und diese in siedendem Salzwasser mehr garen als kochen lassen. Mit erhitzter Butter und Kartoffelsalat servieren.

Fülle:
Weizengrieß mindestens 1 Std. in Milch einweichen. Eidotter mit Butter schaumig rühren. Salz, Grieß, gehackte Petersilie und zuletzt den steifen Schnee der 2 Eiklar dazugeben und gut vermengen.

Grotaler Reinggalan

Zutaten:

150 g Topfen
150 g glattes Mehl
150 g Kartoffeln
1 Ei
Salz
etwas Butter oder Öl

Zubereitung: Kartoffeln kochen, auskühlen lassen, pressen, mit den anderen Zutaten zu einem festen Teig verarbeiten, kleine Laibchen formen, in einer befetteten Pfanne beidseitig braten oder auf einem gut befetteten Blech im Rohr backen.

Gurkencocktail

Zutaten:

1/8 l Buttermilch	1/8 l saurer Rahm
1/2–1 Salatgurke	1 EL Dille
Salz	1/2 kl. Zwiebel
1 Knoblauchzehe	verschiedene Kräuter

Zubereitung: Die Gurke schälen, würfeln und im Mixer pürieren. Die Buttermilch, den Rahm und die Kräuter dazugeben. Dann alles mit Salz, der geriebenen Zwiebel und dem zerdrückten Knoblauch abschmecken.

Gurkensalat

Zutaten:

1 Salatgurke	Essig
etwas Öl	Salz

Zubereitung: Die Gurke schälen, fein hacheln und mit den anderen Zutaten vermischen.

Gurkensalat aus dem Balkan

Zutaten:

1 Salatgurke	1 Glas Joghurt
etwas Dillkraut	Salz

Zubereitung: Die Gurke schälen, fein hobeln, salzen und mit den anderen Zutaten vermischen.

Gurkensauce

Zutaten:

1 Zwiebel (klein)	1 Gurke (evtl. aus Gefriertruhe)
1 gehäufter TL Butter	1/2 EL Obers
1 EL Schafkäse	1/2 EL Sauerrahm
Salz	Schnittlauch

Zubereitung: Zwiebel klein schneiden, in Butter andünsten, die geschälte, entkernte und kleingeschnittene Gurke dazugeben, mit 1 EL Wasser aufgießen, weich dünsten und salzen.
Schafkäse zerdrücken, mit Obers, Sauerrahm und geschnittenem Schnittlauch vermengen, zu der fertigen Gurkensauce geben und nicht mehr kochen.

Gurkensuppe

Zutaten:

1 Salatgurke	1 TL Butter
1 Schnitte Weißbrot	1/2 Tasse Joghurt
2 Knoblauchzehen	Salz und etwas Dillkraut

Zubereitung: Butter zergehen lassen, mit Joghurt cremig verrühren. Knoblauch schneiden, mit Salz vermengen und zerdrükken. Weißbrot in etwas Wasser einweichen, nicht ausdrücken, mit Knoblauch zum Joghurt geben.
Die Gurke klein schneiden, mit Joghurtbrei und 1/4 l Wasser weich kochen. Zum Schluß mit fein gehacktem Dillkraut bestreuen und servieren.

Haferflockensuppe

Zutaten:

2 EL Haferflocken	etwas Salz
Gemüsebrühe	etwas Butter

Zubereitung: Die Butter zergehen lassen und die Haferflocken dazugeben, anschwitzen. Mit Wasser und Gemüsebrühe aufgießen, salzen und aufkochen lassen.

Heidelbeerbecher

Zutaten:

1/8 kg Topfen	Zucker nach Belieben
etwa 1 EL Grieß	etwas Zitronensaft
Naturvanille	2–4 EL Heidelbeeren

Zubereitung: Zucker und Vanille mit Grieß gut vermischen und in die kochende Milch einrühren, kurz aufkochen lassen, die ausgekühlte Masse kräftig durchschlagen und löffelweise den Topfen untermengen. Zum Schluß die Heidelbeeren vorsichtig daruntermischen.

Heidelbeersauce

Zutaten:

einige EL Heidelbeeren
1–3 EL Semmelbröseln
Zucker nach Geschmack
Joghurt nach Belieben
etwas Butter
1 Gewürznelke
Zimt

Zubereitung:

Die Semmelbröseln in Butter leicht anrösten. Zucker, Gewürze und Heidelbeeren dazugeben, gut vermengen, einige Minuten dünsten lassen, etwas auskühlen, Joghurt dazugeben. Gewürznelke entfernen.

Hirsebrei

Zutaten:

1 Tasse Hirse
(aus biologischem Anbau)
Majoran, Salz
1 Zwiebel
2 Tassen Gemüsebrühe
Petersiliengrün
1 hartgekochtes Ei
Butterschmalz

Zubereitung:

Die Hirse waschen, in die kochende Gemüsebrühe geben und 10–15 Min. bei kleiner Hitze kochen lassen. Die Zwiebel in Butterschmalz anrösten und unter die Hirse mischen. Vor dem Servieren mit einigen Eischeiben garnieren.

Hirsesuppe

Zutaten:

½ Tasse Hirse
(vom Biobauern)
etwas Salz
etwas Salbei
1 ½ Tassen Gemüsebrühe
etwas Butter
Muskat
1 EL Topfen

Zubereitung:

Die Gemüsebrühe zum Kochen bringen. Dann alle Zutaten außer dem Topfen ca. 10–25 Min. lang kochen. Zum Schluß den Topfen breiig rühren und in die Suppe geben. Vor dem Servieren leicht geröstete Zwiebeln darüber streuen.

Hollerröster

Zutaten:

1 kg abgezupfte Hollerbeeren
10 dag Zucker
1/2 Pkg. Naturvanille
etwas Zimt
1/4 l Wasser
1–2 EL glattes Mehl
1/8 l Schlagobers

Zubereitung:

Hollerbeeren, Zucker, Wasser, Zimt und Vanille weich kochen. Mehl mit etwas Wasser glattrühren, dazugeben, aufkochen und flüssiges Schlagobers einrühren.

Kaffee

Zutaten:

1 Stk. Würfelzucker (es geht auch ohne Zuckerbeigabe)
1/4 l Wasser
1 gestrichener TL milder Bohnenkaffee
1 gestrichener EL Ersatzkaffee od. Ersatzwürfel

Zubereitung:

Wasser und Würfelzucker aufkochen. Ersatz- und Bohnenkaffee in ein kleines Schnaberlhäferl geben, mit kochendem Wasser übergießen, den Kaffee aufsteigen lassen, zur Seite stellen, mit Kaffeelöffel umrühren und mit 1–2 EL kaltem Wasser abschrecken. Ca. 2–3 Min. stehen lassen, bis sich der Kaffee auf den Topfboden absetzt. Vorsichtig abseihen.

Kaffeetorte

Zutaten:

160 g Staubzucker
120 g Mehl
4 ganze Eier
4 EL kaltes Wasser

Tortenfülle:

1 voller EL Ersatzkaffee
reichlich Vanillezucker
2 gestrichene TL selbstgemahlener Bohnenkaffee
200 g Butter
6–7 EL Wasser
1 Eidotter
100 g Staubzucker

Zubereitung:

Eier, Staubzucker und Wasser sehr schaumig schlagen, das Mehl dazugeben und leicht unterziehen. In eine befettete und bemehlte Tortenform geben und bei Mittelhitze ca. 20 Min. backen (Nadelprobe). Die Torte vor der weiteren Verarbeitung 1–2 Tage ruhen lassen.

Tortenfülle:
Wasser aufkochen und den Kaffee nach Kaffeerezept zubereiten, abseihen, Vanillezucker in den noch warmen Kaffee geben und auskühlen lassen. Butter, Dotter und Zucker schaumig rühren, den kalten Kaffee tropfenweise beimengen. Torte mit einem Teil der Creme füllen und mit dem Rest oben bestreichen. Mit sehr wenig geriebener Schokolade bestreuen.

Kaiserschmarren

Zutaten:

250 g glattes Mehl	2 Dotter
1/4 l Milch	Schnee von 2 Eiklar
50 g Zucker	Rosinen nach Geschmack
1/2 Pkg. Backpulver	Butter

Zubereitung:

Die Zutaten außer Butter glatt versprudeln. Zuletzt die Rosinen und den Schnee untermengen. Der Teig wird in einer mit Butter gut befetteten Backform auf der Herdplatte vorsichtig gebacken. Wenn die Unterseite goldgelb ist, wird der Teig umgedreht, zerstochen und fertig gebacken. Mit einem Zucker-Vanillegemisch bestreuen.

Karfiolauflauf:

Zutaten:

1 Karfiolrose (500 g)	1 Ei
1 EL Butter	1 kl. Glosterapfel
1 kl. Zwiebel	getrocknetes Basilikum
3 EL Obers	1 TL Essig
Salz	1 EL Semmelbröseln

Zubereitung:

Karfiolrose waschen, mit dem Strunkteil nach oben in wenig Salzwasser nicht zu weich dämpfen, abtropfen lassen, in eine befettete Form geben. Zwiebel und Apfel klein schneiden, in Butter dünsten. Obers, Ei, Essig, Basilikum und etwas Salz verrühren, zu dem Zwiebel-Apfel-Gemisch geben, über den Karfiol gießen. Semmelbröseln in etwas Butter rösten, über das Gericht verteilen, anschließend kurz im Rohr überbacken.

Karfiolsalat

Zutaten:

1 Karfiolrose (ca. 250 g)
1–2 Paprikaschoten
1 hartgekochtes Ei
Essig
1 EL geriebene Walnüsse
Petersiliengrün
Salz, Öl
1 Prise Zucker

Zubereitung:

Karfiolrose waschen, in Röschen teilen, in Salzwasser nicht zu weich kochen. Paprika waschen, in Streifen schneiden. Aus Essig, Öl, Salz und 1 Prise Zucker sowie Wasser eine Salatsauce bereiten, Paprika und Karfiol dazugeben, alles vermischen und 20 Min. ziehen lassen. Mit Eierscheiben garnieren, Nüsse und gehackte Petersilie darüber streuen.

Karotten-Gemüse

Zutaten:

300 g Karotten
Salz
etwas Zucker
1 gehäufter TL Butter
einige Tropfen Zitronensaft
1 TL gehackte Petersilie

Zubereitung:

Karotten reinigen, in Scheiben schneiden, in kochendem Wasser 2–3 Min. blanchieren. Abtropfen lassen. Butter in einem Topf zergehen lassen, Salz, Zucker und Zitronensaft beimengen und gut verrühren. Die Karotten darin schwenken und zugedeckt ca. 5 Min. bei schwacher Hitze dünsten. Bei Bedarf etwas Karottenbrühe dazugeben, kurz vor dem Servieren mit Petersilie bestreuen.

Karottensalat I

Zutaten:

1/4 kg Karotten
1 hartgekochtes Ei
klein geschnittener Schnittlauch
Öl, Essig
Salz
1 Prise Zucker
einige Tropfen Zitronensaft

Zubereitung:

Karotten waschen, schaben, in hauchdünne Scheiben schneiden, sofort mit Zitronensaft beträufeln. Aus Salz, Öl, Zucker und etwas Wasser eine Salatsauce bereiten, mit Karotten vermischen, kurze Zeit ziehen lassen. Mit Eierscheiben belegen und mit Schnittlauch bestreuen.

Karottensalat II

<u>Zutaten:</u>

2 kleine Karotten	½ Becher Joghurt
1 EL gehackte Walnüsse	1–2 Msp. Zucker
1 EL gehackte Haselnüsse	etwas Salz und Öl

<u>Zubereitung:</u>

Karotten waschen, fein reiben, mit Joghurt und restlichen Zutaten verrühren.

Karottensuppe

<u>Zutaten:</u>

1 Karotte	1 Kartoffel
½ Petersilienwurzel	1 TL Butter
½ l Wasser	Salz und 1 Prise Zucker
½ kleine Zucchini	1 TL geschnittenen
1–2 EL Obers	Schnittlauch

<u>Zubereitung:</u>

Die Karrotte und Petersilienwurzel waschen, fein reiben, in der zerlassenen Butter einige Minuten dünsten. Die geschälte und grobgeriebene Kartoffel und in Würfel geschnittene Zucchini dazugeben, mit Wasser aufgießen, aufkochen lassen, salzen, zuckern und weich kochen. Obers beigeben. Vor dem Servieren mit Schnittlauch bestreuen.

Kartoffeleintopf

<u>Zutaten:</u>

300 g Kartoffeln	1 EL Butter
1 Zwiebel	1 EL Topfen
½ l Wasser	Salz und etwas Kümmel
2 EL Obers	2 Msp. naturbelassenes
1 EL glattes Mehl	Paprikapulver

Zubereitung: Kartoffeln schälen, würfelig schneiden, mit Kümmel und Wasser 5 Min. kochen lassen, salzen. Zwiebel klein schneiden, in Butter goldgelb rösten, zu den Kartoffeln geben, Paprika zufügen und weich kochen. Einige Kartoffelwürfel zerdrücken, Mehl mit etwas Salz glattrühren (zuerst Wasser und Salz in eine Tasse geben, dann das Mehl; dadurch entstehen keine Klumpen). Topfen mit einigen Löffeln Eintopfflüssigkeit verrühren, dazugeben, aufkochen. Mit Obers abschmecken.

Kartoffelnudeln mit Rahm

Zutaten:

ca. 400 g Kartoffeln
100–120 g glattes Mehl
20 g Grieß
10 g Butter
1 Ei
1–2 Becher Sauerrahm
Salz
Zum Backen: etwas Butter, Schweineschmalz und naturbel. Pflanzenfett

Zubereitung: Gekochte, kalte Kartoffeln schälen und pressen. Mehl, Grieß, Ei und Butter dazugeben, zu einem Teig verarbeiten. Fette zum Backen auf einem Blech zergehen lassen. Den Teig in daumendicke Rollen formen und 4–5 cm lange Stücke abschneiden. Diese auf das reichlich befettete Blech legen und bei starker Hitze im Rohr backen. Nach ca. 15-20 Min. die Kartoffelnudeln mit einer Omelettenschaufel umdrehen, mit etwas Milch übergießen, leicht nachsalzen und das Blech zugedeckt noch einige Minuten stehen lassen. Heiß servieren und den Rahm darüber verteilen.

Kartoffelomelett

Zutaten:

2–3 Kartoffeln
Zwiebel
Salz und etwas Kümmel
Butter

Teig:

3 EL glattes Mehl
soviel Milch, daß ein dickflüssiger Teig entsteht
$^1/_2$ Ei
Salz
Butterschmalz oder naturbelassenes Pflanzenfett zum Backen

Zubereitung: Zuerst den Teig zubereiten und zugedeckt stehen lassen. Die Kartoffeln waschen, schälen, kleinwürfelig schneiden und mit Kümmel in soviel Salzwasser kochen, daß die Kartoffeln gerade bedeckt sind. Zwiebel goldgelb anrösten (nicht bräunen). Kartoffeln abseihen, von der Kartoffelbrühe etwas zum Teig geben, Kartoffeln und Zwiebel vermischen, mit dem Teig verrühren und in heißem Butterschmalz von beiden Seiten goldbraun backen.

Kartoffelpuffer

Zutaten:

4–5 Kartoffeln	1–2 EL Rahm
2 EL Mehl	Salz
Butterschmalz	1 Ei

Zubereitung: Rohe, geschälte Kartoffeln reiben, leicht auspressen (den Saft für die Suppe verwenden) und alle Zutaten dazugeben, glattrühren, in heißem Butterschmalz 1 EL Masse dünn auseinanderstreichen und auf beiden Seiten knusprig backen.

Kartoffelpüree

Zutaten:

½ kg Kartoffeln	1 Zwiebel
Butterschmalz	Salz
Butter	Milch

Zubereitung: Die Kartoffeln waschen, schälen, klein schneiden und in Salzwasser kochen. Das Wasser abseihen, die Kartoffeln zerdrücken, Butter und heiße Milch dazugeben und mit Hilfe einer Schneerute verrühren.
Zwiebel klein schneiden, in Butterschmalz goldgelb rösten, vor dem Servieren über das Kartoffelpüree verteilen.

Kartoffelpüreesuppe

Zutaten:

2–3 kl. Kartoffeln	Kümmel
⅛ l Wasser	Salz
Butter	1/16 l Milch
1 EL Rahm	

Zubereitung: Die Kartoffeln waschen, schälen, in Salzwasser kochen. Das Wasser abseihen, zur Seite stellen, die Kartoffeln zerdrücken, mit etwas heißer Milch und Rahm verrühren. Die Kartoffelbrühe, Kümmel und Milch zum Kartoffelpüree geben und alles gut miteinander mischen.

Kartoffelsalat

Zutaten:

4 mittelgroße Kartoffeln	etwas Zwiebel
2–3 EL saurer Rahm	Essig aus dem Reformhaus
1 hartgekochtes Ei	1 EL Sauerrahm
1 TL Mayonnaise (selbstgemacht)	Salz
	Öl

Zubereitung: Die Kartoffeln in Salzwasser kochen. Die Zwiebel schneiden, mit Essig übergießen, kurze Zeit stehen lassen. Salz, Öl, Wasser und Mayonnaise zum Essig geben, die geschälten und blättrig geschnittenen Kartoffeln vorsichtig untermengen. Mit Rahm und 3–4 dünnen Eischeiben garnieren.
Der Salat schmeckt auch ohne Mayonnaise!

Kartoffelsuppe I

Zutaten:

2–3 Kartoffeln	1/2 l Wasser
etwas Petersilie	Salz, Mehl
Butter	

Zubereitung: Die Kartoffeln waschen, schälen, kleinwürfelig schneiden, mit Wasser, Salz und der Petersilie weichkochen. Aus Butter und Mehl eine Einbrenn bereiten, dazugeben und noch 1–2 Min. kochen lassen.

Kartoffelsuppe II

Zutaten:

2–3 Kartoffeln	1/2 Petersilienwurzel
1/2 TL Essig	1 Msp. Majoran
1/2 l Wasser	Butterschmalz
naturbelassenes Paprikapulver	3–4 EL Schlagobers
	Salz

Zubereitung: Die Zwiebel klein schneiden und im Butterschmalz dünsten. Mit Paprika bestäuben und die geschälten, würfelig geschnittenen Kartoffeln, Majoran und die kleingeschnittene Petersilie dazugeben. Alles gut vermischen, Wasser und Salz beigeben und weichkochen. Vor dem Servieren Schlagobers daruntermengen und mit Essig abschmekken.

Kartoffelteig für verschiedene Knödeln I

Zutaten:

$^1/_2$ kg Kartoffeln	1 Ei
50 g Grieß	etwas Salz
60 g glattes Mehl	

Zubereitung: Kartoffeln waschen, kochen, schälen, passieren, etwas überkühlen lassen, mit den übrigen Zutaten zu einem Teig verarbeiten und sofort 8–10 Vierecke daraus formen, mit beliebigen Früchten oder ungeschwefeltem Trockenobst belegen, mit Hilfe von Mehl Knödeln formen, in leicht gesalzenes kochendes Wasser einlegen, leicht mit einem Kochlöffel bewegen. 8–10 Minuten ohne Deckel kochen lassen. Semmelbröseln in Butter leicht rösten, über die fertigen Knödeln geben und leicht zuckern.

Kartoffelteig für verschiedene Knödeln II

Zutaten: wie Teig I

Zubereitung: ebenfalls wie Teig I, nur werden die Kartoffeln am Vortag gekocht.

Kirschendessert

Zutaten:

20 dag entkerntes Obst	etwas Zucker
1–2 EL Weizengrieß	1 EL geriebene Walnüsse
Schlagobers zum Verzieren	$^1/_8$–$^1/_4$ l Milch

Zubereitung: Obst zerkleinern (es eignet sich auch Obst aus der Gefriertruhe), mit Milch aufkochen, Grieß unterrühren, zuckern und einige Min. leicht kochen lassen. Nüsse dazugeben, in Gläser füllen. Nach dem Erkalten mit steif geschlagenem Obers verzieren.

Kirschengrütze

Zutaten:

60 g Sauerkirschen	1/8 l Milch-Wassergemisch
60 g Süßkirschen	1 Msp. Zimt
1 gestrichener EL Mehl	Sahne
etwas geriebene naturbelassen Zitronenschale	1–2 EL Zucker
	1 Prise Salz

Zubereitung: Kirschen waschen, entkernen mit Zucker, Zimt, Zitronenschale und Milch-Wassergemisch ca. 5 Min. kochen. Mehl mit 2–3 EL kaltem Wasser und 1 Prise Salz verrühren, unter die Kirschen mischen, noch einmal aufkochen. Kirschengrütze in Schalen füllen, erkalten lassen, mit steif geschlagener Sahne verzieren.

Kirschenkompott I

Zutaten:

1 Tasse Wasser	etwas Zucker
1 kg Kirschen	

Zubereitung: Zucker und Wasser aufkochen und die Kirschen darin weich dünsten. Kirschen herausnehmen, den Saft kochen lassen, bis er dicklich wird. Kirschen darunter mischen und servieren.

Kirschenkompott II

Zutaten:

1 kg Kirschen	1–2 Tassen Wasser
1/2 TL Zitronensaft	etwas Zucker
Haselnüsse	

Zubereitung: Kirschen entkernen, davon die Hälfte mit Wasser, Zitronensaft und Zucker weich kochen, passieren. In die restlichen Kirschen anstelle der Kerne je eine Haselnuß stekken. Die Kirschen in einer Glasschüssel anrichten, mit dem passierten, ausgekühlten Kirschensirup übergießen.

Kirschen-Topfen-Speise

Zutaten:

250 g Kirschen
200 g Topfen
5–7 dag Zucker
$^{1}/_{2}$ TL Zitronensaft oder etwas Zitronenschale
40 g Butter
2–3 EL Milch
40 g Mehl
1 Ei

Zubereitung:

Butter, Zucker, Dotter, Zitronensaft schaumig rühren. Milch, Topfen, Mehl nacheinander einrühren, Eiklar mit einer Prise Salz steif schlagen, mit den gewaschenen und entkernten Kirschen unter den Teig heben. In eine befettete Auflaufform füllen und im vorgeheizten Rohr bei guter Mittelhitze ca. 30 Min. backen, mit Staubzucker bestäuben.

Kohlrabi-Karottensalat

Zutaten:

1 kl. Kohlrabi
2 kl. Karotten
$^{1}/_{2}$ EL gehackte Petersilie

Für die Salatsauce:

1–2 EL Rahm
Salz
Öl, Essig
eine Prise Zucker

Zubereitung:

Kohlrabi schälen, mit gereinigten Karotten fein reiben, Petersilie untermischen. Restliche Zutaten miteinander vermischen, zum Gemüse geben, gut durchmischen und ca. 20 Min. ziehen lassen.

Kohlrabisuppe

Zutaten:

1–2 Kohlrabi
1 EL Petersilie
$^{1}/_{8}$ l Sauerrahm
Butterschmalz
Zucker
Salz
Mehl
etwas Gemüsebrühe

Zubereitung:

Kohlrabi schälen, klein schneiden, in Butterschmalz und Zucker dünsten. 2 Tassen Wasser und Salz beigeben, mit der Gemüsebrühe fertigkochen. Aus Mehl und Butterschmalz eine Einbrenn herstellen, salzen, mit Wasser verdünnen. In die Suppe gießen. Petersilie dazugeben, aufkochen lassen. Mit Rahm abschmecken.

Kompott aus Dörrobst

Zutaten:

je 5 dag getrocknete Birnen Äpfel und Zwetschken	1 EL Korinthen
	1 EL Rosinen
etwas Zimt, Nelkenpulver	Zucker nach Belieben

Zubereitung:

Das Dörrobst waschen, klein schneiden, mit Wasser und den übrigen Zutaten weichkochen.
Alle Zutaten müssen ungeschwefelt sein.

Krautfleckerln

Zutaten:

220 g selbstgem. Fleckerln	350 g Kraut
50 g Butterschmalz	1 Zwiebel
50 g Zucker	Kümmel
Salz	etwas Paprikapulver

Zubereitung:

Zucker in heißem Fett leicht bräunen, kleingeschnittenes Kraut und feingehackte Zwiebel sowie Kümmel dazugeben, salzen, unter ständigem Rühren weich dünsten (ohne Deckel).
Fleckerln in einem Liter kochendem Salzwasser ca. 6–8 Min. kochen, abseihen, mit kaltem Wasser abschrecken, zum Kraut geben, gut durchmischen, nachsalzen, zugedeckt einige Minuten ziehen lassen. Vor dem Servieren mit etwas Paprikapulver bestreuen.

Krautsalat

Zutaten:

30–40 dag Kraut	Öl
Essig	Kümmel

Zubereitung:

Die Krautblätter reinigen, feinnudelig schneiden, salzen, mit einem Brett beschweren und 1–2 Stunden stehen lassen. Das Kraut leicht ausdrücken, mit Öl, Essig und Kümmel abschmecken.

Krautsuppe I

Zutaten:

2 Tassen in Streifen geschnittenes Weißkraut	$^1/_2$ l Wasser
1 Karotte	$^1/_2$ kl. Zwiebel
1 Kartoffel	2–3 Senfkörner
Kümmel	1–2 EL Sauerrahm
Salz	2 Msp. naturbelassenes Paprikapulver

Zubereitung: Die Karotte und die Kartoffel waschen, schälen und klein schneiden. Das Kraut mit allen anderen Zutaten, außer dem Rahm, weichkochen. Zum Schluß den Rahm unterrühren und nicht mehr kochen.

Krautsuppe II

Zutaten:

2 Tassen in Streifen geschnittenes Weißkraut	2 EL gehackte Zwiebel
2 Tassen Wasser	$^1/_2$ grüne Paprikaschote
1 EL Topfen	Salz
1–2 TL Butter	Kümmel
	1 EL Sauerrahm

Zubereitung: Die Zwiebel in Butter leicht anrösten. Das geschnittene Kraut und den zerkleinerten Paprika dazugeben, noch 1–2 Min. dünsten. Salz, Wasser und Kümmel dazugeben und fertigkochen. Zum Schluß den Topfen und den Rahm unterrühren und nicht mehr kochen lassen.

Kuchenbröselnachspeise

Zutaten:

2–3 ungeschwefelte Dörrpflaumen	einige Tropfen Zitronensaft
geriebene ungeschwefelte Haselnüsse	$^1/_2$ Glosterapfel
1 TL Korinthen	2 kleine Karotten
Obers zum Garnieren	Zucker
	2–3 volle EL Kuchenbrösel

Zubereitung: Die Karotten und den Apfel waschen, fein reiben. Dörrpflaumen klein schneiden, mit allen anderen Zutaten gut vermischen. Kurze Zeit ziehen lassen. Zum Schluß mit Obers garnieren.

Kümmelkartoffeln I

Zutaten:

4–5 Kartoffeln	1 Zwiebel
Butterschmalz	Salz, Kümmel

Zubereitung:

Die Kartoffeln waschen, schälen, würfelig schneiden, mit Salz und Kümmel in Wasser nicht zu weich kochen. Die Zwiebel klein hacken und in Butterschmalz rösten. Die abgeseihten Kartoffeln in der gerösteten Zwiebel wälzen und nachsalzen.

Kümmelkartoffeln II

Zutaten:

5–7 mittelgroße Kartoffeln	1 TL Butter
Salz	1 TL Kümmel
2 EL Wasser	2–3 EL Sauerrahm

Zubereitung:

Die Kartoffeln waschen, schälen, halbieren und mit der Schnittfläche nach oben in eine mit Butter befettete Form schlichten. Dann mit Kümmel bestreuen, zudecken, leicht anbraten lassen. Wasser dazugeben, 2–3 Min. dünsten, salzen und fertig dünsten. Vor dem Servieren mit Sauerrahm verfeinern.

Kümmel-Kartoffeln mit Topfenhäubchen

Zutaten:

8–10 kleine Kartoffeln	Kümmel
Topfen nach Bedarf	etwas Butter
1 hartgekochtes Ei	Salz
Schnittlauch	

Zubereitung:

Kartoffeln mit einer Bürste gut reinigen, halbieren, die Schnittfläche in Kümmel tauchen. Mit der Schnittfläche nach oben auf ein befettetes Backblech legen und im Rohr weich braten. Aus Topfen, etwas Butter, 1 hartgekochtem Ei, Salz und etwas Schnittlauch eine Creme zubereiten. Auf die weichen gesalzenen Kartoffeln ein Topfenhäubchen setzen, sofort servieren.
Dazu Bohnensalat reichen.

Kürbis mit Nockerln

Zutaten:

1 kl. Kürbis	2 Msp. Zucker
1 TL Butter	1/2 TL Salz
3 EL Obers	etwas Dillsamen

Zubereitung:

Kürbis schälen, Kerne entfernen, würfelig schneiden, mit Salz und Zucker vermischen. 30 Min. zugedeckt stehen lassen. Butter erhitzen, die abgetropften Kürbiswürfeln dazugeben, einige Minuten dünsten. Die Kürbisflüssigkeit und Dillsamen unterrühren, weichkochen. Mit Obers abschmecken.
Nockerln nach Rezept zubereiten.

Linsensalat

Zutaten:

100 g Linsen	1/4 l Gemüsebrühe
1/2 l Wasser	1 kleine Zwiebel
Salz	1 Knoblauchzehe
Essig, Öl	Zwiebel, Salz

Zubereitung:

Die Linsen gut waschen, über Nacht in Wasser einweichen. Das Einweichwasser wegleeren, mit den angegebenen Mengen Gemüsebrühe und Wasser unter Beigabe der Zwiebel, der Knoblauchzehe und Salz weichkochen. Aus Salz, Essig, Öl und Zwiebel eine Sauce bereiten und mit den Linsen vermischen. 30 Min. stehen lassen.

Linsensuppe

Zutaten:

150 g Linsen	Butterschmalz oder Butter
Mehl	Zwiebel
1 Knoblauchzehe	Petersiliengrün
1/2 TL Essig	

Zubereitung:

Die Linsen über Nacht einweichen. Mit Zwiebel, Salz und Knoblauchzehe kochen, passieren. In einer Einbrenn etwas kleingeschnittene Zwiebel anschwitzen, grüne Petersilie dazugeben, mit Wasser aufgießen. Dann zu den passierten Linsen geben, noch einmal aufkochen lassen und mit Essig abschmecken.

Linzer Schnitten

Zutaten:

180 g Haselnüsse oder Walnüsse
200 g glattes Mehl
150 g Butter
150 g Staubzucker
2 Eidotter
1 TL Zitronensaft (nur aus biologischen Zitronen)
Himbeermarmelade zum Bestreichen

Zubereitung:

Aus den Zutaten einen Mürbteig machen. Den Teig kalt stellen und eine Stunde rasten lassen. Auf einem bemehlten Brett ausrollen, auf ein befettetes, bemehltes Backblech legen (der Teig soll ca. 1/2 cm dick sein) und rasch backen. In 5–6 cm breite Streifen schneiden. Die Streifen sehr dünn mit Himbeermarmelade bestreichen und mit Glasur überziehen.

Zutaten:

Glasur:
2 Eiklar
250 g Staubzucker
einige Tropfen Zitronensaft
1–2 TL Wasser

Zubereitung:

Alle Zutaten so lange rühren bis eine dünnflüssige Masse entsteht und sich der Kochlöffelrücken dünn überzieht.

Maispura

Zutaten:

1/2 l Wasser
1/2 TL Salz
1 Gemüsebrühewürfel
120 g Maisgrieß

Zubereitung:

Die Flüssigkeit zum Kochen bringen und salzen. Maismehl unter ständigem Rühren einstreuen und einige Minuten kochen lassen und dann noch 15–20 Minuten auf kleinster Stufe quellen lassen. Beim Servieren mit heißer Butter oder Sauermilch übergießen.

Marillencreme I

Zutaten:

250 g Marillen
1 TL Grieß
Zucker nach Belieben
einige Tropfen Zitronensaft
etwas Wasser
Obers

Zubereitung: Die Marillen enthäuten, entkernen, klein schneiden, mit Zucker, Wasser und Zitronensaft weichkochen. Mit dem Mixer pürieren (oder durch ein Sieb passieren), Grieß dazugeben und aufkochen lassen. In Gläser füllen, erkalten lassen und mit Obers garnieren.
Variante: Obers daruntermischen, dann in Gläser füllen.

Marillencreme II

Zutaten:

1/4 kg Marillen	1/8 l Milch
ca. 1/8 l Obers	Zucker nach Belieben

Zubereitung: Die Marillen enthäuten und entsteinen. Dann mit allen anderen Zutaten im Mixer pürieren.

Marillen mit Joghurt

Zutaten:

1 Becher Joghurt	einige EL Wasser
100–150 g Marillen	etwas Zucker

Zubereitung: Die Marillen enthäuten und zerkleinern, mit Zucker und Wasser aufkochen und auskühlen lassen. Mit Joghurt vermengen und servieren.

Marillen- oder Zwetschkenschnitten

Zutaten:

36 dag Mehl	4 Eier
26 dag Zucker	1 Pkg. Backpulver
25 dag Butter	Marillen

Zubereitung: Butter schaumig rühren, Zucker und Dotter dazugeben, gut verrühren. Mehl mit Backpulver vermengen, ebenfalls dazugeben, den steifen Eiklarschnee unterziehen. Auf ein befettetes und bemehltes Blech streichen, mit halbierten Früchten belegen (Schnittseite der Früchte nach oben legen). Erst nach dem Erkalten in Schnitten schneiden und zuckern.

Marinierte Zucchini

Zutaten:

40 dag kl. Zucchini
2 Knoblauchzehen
Salbeiblätter
einige Tropfen Öl
etwas Zucker
etwas Butterschmalz
1 Zwiebel
Salz
etwas Bohnenkraut

Zubereitung:

Die Zucchini waschen, schälen, in 1/2 cm dicke Scheiben schneiden. In heißem Butterschmalz beidseitig anbraten, auf Küchenpapier auskühlen lassen. Zwiebel und Knoblauch klein schneiden, in etwas Butterschmalz glasig werden lassen. Dann mit Essig aufgießen, Salbei dazugeben, salzen, zuckern und 2 Min. leicht kochen lassen. Marinade etwas auskühlen und über die Zucchini gießen. Zugedeckt einige Stunden stehen lassen.

Mayonnaise I

Zutaten:

2 Eidotter
3 EL Süß- od. Sauerrahm
1/2 TL Korianderpulver
1 TL Zitronensaft
1 TL Essig
Salz, 1 TL Paprikapulver
1/2 Msp. Muskat
1 Msp. Zwiebelpulver
1 EL Topfen
1/2 EL fein gemahlene geschälte Mandeln
1–2 EL Milch

Zubereitung:

Mandeln mit Milch aufkochen und erkalten lassen, mit übrigen Zutaten im Mixer verquirlen und abschmecken.

Mayonnaise II

Zutaten:

2–3 Dotter
3 EL Wasser
etwas Salz
3 EL Öl, 1 EL Essig

Zubereitung:

Dotter, Wasser und Essig bringt man unter fortwährendem Rühren zum Kochen. Dann rührt man löffelweise das Öl in die erkaltete Flüssigkeit ein. – Dieses Rezept ist als Notlösung vorgesehen, denn die im Handel erhältlichen fertigen Mayonnaisen sind mit unverträglichen chemischen Zusätzen hergestellt. Hausgemachte Mayonnaisen werden mit rohem Dotter produziert, wobei ungekochte Dotter nicht zu empfehlen sind.

Milchsuppe

Zutaten:

$^1/_8$ l Milch	$^1/_8$ l Wasser
1 Eidotter	1 TL Kümmel
1 EL Mehl	Salz

Zubereitung: Wasser, Kümmel und Salz 2–3 Minuten kochen lassen. Mehl mit etwas Salz und Wasser glattrühren, Milch dazugeben und in das kochende Wasser einrühren. Die fertige Suppe mit Dotter verdicken und noch einmal aufkochen.

Mühlviertler Rahmsuppe

Zutaten:

$^1/_2$ l Wasser	$^1/_8$ l Obers
10–20 g glattes Mehl	Salz, Kümmel

Zubereitung: Wasser, Kümmel und Salz 1–2 Minuten kochen. Mehl mit etwas Wasser versprudeln und in das kochende Wasser einrühren, aufkochen lassen. Obers dazu geben.

Mischsalat

Zutaten:

je 1 Tasse geschnittenes Weiß- und Blaukraut	1 Handvoll Feldsalat
1 gelbe Paprikaschote	1 Handvoll geschnittenen Chinakohl

Zubereitung: Das gewaschene und kleingeschnittene Gemüse mit folgender Salatsauce übergießen.

Zutaten:

Sauce:

1 Becher Joghurt	Salz, Öl und nur einige Tropfen Essig
Kerbel, Basilikum	Boretsch, Estragon

Zubereitung: Joghurt mit allen Saucezutaten gut verrühren und über das fertige Gemüse verteilen.

Nudelteig: I (Hausgemachte Nudeln)

Zutaten:

300 g glattes Mehl	1 Prise Salz
etwas kaltes Wasser	2 Eier

Zubereitung:

Aus den Zutaten einen nicht zu festen Teig bereiten. Diesen in drei Teile teilen, zugedeckt 20 Min. rasten lassen. Auf einem bemehlten Brett den Teig so dünn wie möglich auswalken. Die ausgewalkten Teigflecke übertrocknen lassen, dann jeden einzeln zusammenrollen und Nudeln daraus schneiden.
Diese läßt man gut trocknen bevor man sie aufbewahrt.
Die zweite Möglichkeit ist es, den Teig durch eine Nudelmaschine zu lassen und die Nudeln ebenfalls gut zu trocknen.

- Der Nudelteig muß sehr gut abgearbeitet sein.
- Das Kochwasser muß gesalzen sein, da man den Teig nicht zu stark salzen soll, weil er sonst zu schwer wird.
- Teigwaren dürfen nur ins kochende Wasser gegeben werden.
- Nach dem Kochen sind sie mit kaltem Wasser abzuspülen, damit sie nicht aneinander kleben.

Nudelteig II

Zutaten:

200 g glattes Mehl	50 g Weizengrieß
2 große Eier	etwas Salz

Zubereitung:

Aus den Zutaten einen festen Teig kneten, mindestens eine halbe Stunde rasten lassen. Dann durch die Nudelmaschine lassen oder auswalken, in Nudeln schneiden und wie gewohnt kochen.

Nockerln

Zutaten:

300 g Mehl	60 g Butter
2 Eier	ca. 1/4 l Milch
Salz	

Zubereitung:

Mehl, 40 g zerlassene Butter und Eier in eine Schüssel geben, Milch soviel dazugeben, daß ein nicht zu fester Teig entsteht. Den Teig gut verrühren, ohne ihn jedoch abzuschlagen. Mit einem nassen TL kleine Nockerln ausstechen und in kochendem Salzwasser ca. 3–4 Minuten leicht kochen lassen. Anschließend abseihen und mit kaltem Wasser abschrecken und in heißer Butter (restliche 20 g) schwenken und nachsalzen.
Man kann die Masse durch ein Nockerlsieb streichen oder auf einem Nockerlbrett mit einem Messerrücken kleine Nockerln abschneiden.

Obstsalat

Zutaten:

5 dag Erdbeeren	2 Marillen
1 Birne	Zucker
1/2 Glosterapfel	einige Tropfen Zitronensaft
Rahm	

Zubereitung:

Die Früchte waschen und klein schneiden, mit Zucker und Zitronensaft vermischen. Mit Rahm verzieren.

Omeletten

Zutaten:

1 Ei, 1 Dotter	150 g Mehl
1 Tasse Milch	1 Prise Zucker
1 Prise Salz	einige EL Wasser

Fülle: Marmelade oder Nüsse

Zubereitung:

Ei, Dotter, Milch, Salz und Zucker gut versprudeln, das Mehl dazugeben und 20–30 Min. ruhen lassen. In einer Omelettenpfanne Butter erhitzen und Omeletten backen, füllen und zusammenrollen.
Falls keine verträgliche Marmelade vorhanden, dann jede Omelette mit einem TL gemahlenen Nüssen füllen.

Petersilienkartoffeln I

Zutaten:	1/2 kg Kartoffeln	1/2 Zwiebel
	1 EL gehackte Petersilie	30 g Butter
		Salz

Zubereitung: Kartoffeln kochen, schälen, blättrig schneiden. Die feingehackte Zwiebel und die Petersilie in Butter anlaufen lassen. Kartoffeln salzen, dazugeben und leicht anrösten.

Petersilienkartoffeln II

Zutaten:	6 mittelgr. Kartoffeln	Butter
	Salz	1 TL gehackte Petersilie

Zubereitung: Kartoffeln waschen, schälen, in wenig Wasser nicht zu weich kochen, abseihen, Butter zergehen lassen, mit Petersilie vermischen, die Kartoffeln dazugeben und zugedeckt in der Pfanne schütteln.

Pflaumenmus

Zutaten:	1 Handvoll ungeschwefelte Dörrpflaumen	1 EL geschälte geriebene Mandeln
	etwas Naturvanille	1 EL gemahlene Nüsse
	1 EL Topfen	etwas Zucker

Zubereitung: Pflaumen waschen, über Nacht einweichen. Mit dem Mixer im Einweichwasser pürieren. Alle übrigen Zutaten dazugeben.

Placek

Zutaten:	Milch nach Bedarf, etwas weniger als 1/8 l (es soll ein weicherer Teig entstehen)	400 g Mehl
		200 g Butter
		30 g Zucker
		20 g Frischgerm
	1 Dotter, 1 ganzes Ei	2 EL Rahm

Zubereitung: Mehl und Butter gut abbröseln, Germ in lauwarmer Milch auflösen, alle Zutaten zu einem glatten Teig verarbeiten, bis sich der Teig vom Kochlöffel löst. Teig im leicht erwärmten Backrohr gut aufgehen lassen. Anschließend in drei Teile teilen. Den ersten Teil walkt man aus, legt ihn in eine befettete Springform, bestreicht ihn mit wenig Marmelade und gibt den zweiten Teil darauf. Darüber streicht man die Topfen- oder Nußfülle, dann kommt der dritte Teil darüber. Zum Schluß träufelt man zerlassene Butter, welche vorher mit Zimt und etwas Zucker vermischt wurde, darauf und bäckt den Placek langsam im Rohr (bei zu schnellem Backen entstehen Hohlräume).

Nußfülle:
100–150 g gemahlene Walnüsse mit etwas Milch und Zucker aufkochen und auskühlen lassen.

Topfenfülle:
120 g Topfen mit 1 EL Rahm, Zucker und etwas Vanille verrühren.

Polenta-Krapferl

Zutaten:

1/2 l Wasser	Salz
etwa 1/2 l Maisgrieß	½ Gemüsebrühewürfel
einige EL Topfen	z. Backen Butterschmalz

Zubereitung: Gemüsebrühe im Salzwasser auflösen. Maisgrieß in kochende Gemüsebrühe einlaufen lassen, unter Umrühren ca. 2 Min. langsam kochen lassen. Zur Seite stellen und 10 Min. ziehen lassen. Mit einem Kochlöffel kleine Portionen herausnehmen und mit feuchten Händen den Maisbrei in nicht zu dünne Laibchen formen.
In heißem Fett auf beiden Seiten herausbacken. Auf die fertigen Laibchen etwas gesalzenen Topfen geben und mit wenig Paprikapulver bestreuen.

Pommes Frites

Zutaten:

1/2 kg Kartoffeln	naturbelassenes Ketchup
Salz	Öl

Zubereitung: Die geschälten Kartoffeln in bleistiftdicke Stäbchen schneiden, dann abtrocknen und in reichlich heißem Öl

(Friteuse) zuerst hellgelb, fast gar backen, herausnehmen und erst kurz vor dem Servieren in sehr heißem Öl goldgelb und knusprig backen.
Erst nach dem Abtropfen salzen.

Popcorn

Zutaten:

2–3 EL Popcorn aus biolog. Anbau	Öl für die Pfanne

Zubereitung:

Eeine Pfanne mit Öl bestreichen, den Boden mit Popcornmais bedecken und mit dem Deckel zudecken. Die Herdplatte auf mittlere Hitze stellen und die Pfanne, ohne den Deckel zu heben, ab und zu durchschütteln.

Powidltascherln

Zutaten:

20–25 dag glattes Mehl	½ kg Kartoffeln
2 dag Butter für den Teig	1 Prise Salz
Powidl zum Füllen	Zucker
Bröseln, Butter	1 Ei

Zubereitung:

Die Kartoffeln kochen, warm pressen, Mehl, Ei, Salz und Butter dazugeben und rasch zu einem Teig verarbeiten. Ca. 15 Min. rasten lassen. Den Teig 1–1½ cm dick auswalken, 7 mal 7 cm große Quadrate ausschneiden und in die Mitte etwas Powidl geben. Dann 2 Seiten mit Eiklar bestreichen, die unbestrichenen Seiten daraufklappen, die Enden fest zusammendrücken und ins kochende Wasser legen, ca. 5 Min. ohne Deckel kochen lassen. Wenn die Tascherln schwimmen, herausnehmen und in einem Gemisch aus Butter, Bröseln und Zucker wälzen.

Pura

Zutaten:

250 g Maisgrieß	½ l Milch
etwas Salz	Butter

Zubereitung: Das Maismehl in die kochende Milch einlaufen lassen und mit dem Kochlöffel ständig rühren, 3–5 Min. kochen, dann 10 Min. auf der heißen Platte stehen lassen. Mit einem Eßlöffel größere Nockerln herausstechen und in einem Teller anordnen. Dann mit zerlassener Butter oder Milchkaffee übergießen.

Rahmdalken

Zutaten:

300 g Rahm	300 g Mehl
3 dag Zucker	einige Tropfen Zitronensaft
2 Eier	Butter

Zubereitung: Die Dotter mit dem Zucker schaumig rühren. Den Rahm, das Mehl und den Zitronensaft dazugeben, zuletzt den festen Schnee unterheben. Mit einem Eßlöffel Portionen herausstechen und in heißer Butter backen.

Rahmpudding:

Zutaten:

$^1/_4$ l Rahm	$^1/_8$ l Mehl
etwas Salz	1 Ei

Zubereitung: Rahm, Mehl und Dotter werden glattgerührt, gesalzen und dann der Schnee untergehoben. Die Masse in einer ausgefetteten Puddingform eine halbe Stunde im Dunst kochen. Vor dem Anrichten wird der Pudding mit heißer Butter übergossen.

Röstkartoffeln mit Rahm

Zutaten:

$^1/_2$ kg Kartoffeln	3–4 EL Sauerrahm
60 g Butterschmalz	1 Zwiebel
1 EL Topfen	Kümmel
Salz	

Zubereitung: Die Kartoffeln waschen und mit der Schale in Salzwasser kochen. Dann schälen und blättrig schneiden. Die Zwiebel goldgelb rösten, den Kümmel dazugeben und die Kartoffeln beimengen. Den Topfen mit dem Rahm glattrühren und vor dem Servieren darübergießen.

Rotkrautsalat

Zutaten:

200 g (Rotkraut) Blaukraut
1/2 Becher Sauerrahm
1 gedünsteter Apfel
1/2 kl. Zwiebel
etwas Sahne
Salz

Zubereitung:

Das Rotkraut waschen und feinnudelig schneiden. Anschließend mit allen anderen Zutaten vermischen und einige Zeit ziehen lassen.

Rührei (für 2 Semmeln)

Zutaten:

2 TL Ketchup (selbstgemacht)
1 EL Mehl
2–3 EL Milch
1 Prise Muskat
1 Ei, Salz
Butter
etwas Schnittlauch

Zubereitung:

Ei, Salz, Mehl, Milch, Muskat und Schnittlauch miteinander vermengen. In einer Pfanne Butter leicht erhitzen, die Mischung dazugeben, sofort verrühren. Anschließend kurz dünsten lassen. In eine durchgeschnittene Semmel legen und Ketchup darübergießen. Mit zweiter Semmelhälfte bedecken.

Sauerkrautfleckerln

Zutaten:

400 g Sauerkraut
150 g selbstgemachte Teigwaren
1 EL Schmalz
Salz

Zubereitung:

Fett in einer Pfanne leicht erhitzen, Sauerkraut waschen, in die Pfanne geben, bei Bedarf nachsalzen und unter Rühren ohne Deckel weichdünsten. Teigwaren in reichlich Salzwasser kochen, abseihen, abschrecken und zum Kraut geben. Gut vermischen, zugedeckt ca. 5 Min. auf der heißen Herdplatte stehen lassen.

Sauerkrautpuffer mit Zwiebelsauce

Zutaten:

250 g Kartoffeln
120 g Sauerkraut
etwas Kümmel und Majoran
Fett zum Herausbacken
1 Ei und 1 Eiklar
1–2 Knoblauchzehen
60 g Bröseln
Salz

Zubereitung:

Kartoffeln waschen, schälen und reiben, mit Ei, Bröseln, dem Sauerkaut, Salz, gepreßtem Knoblauch, Kümmel und Majoran gut vermischen. In einer Pfanne Fett erhitzen, einen großen Löffel der Masse hineinsetzen, flachstreichen und auf beiden Seiten goldgelb backen.

Zwiebelsauce:

Zutaten:

1 Becher Sauerrahm
1 kleine Zwiebel
Salz
1 Msp. naturbelassenes Paprikapulver

Zubereitung:

Zwiebel fein hacken, mit 2–3 EL Wasser einige Minuten kochen, salzen, auskühlen lassen, mit Sauerrahm und Paprikapulver vermischen und zu den fertigen Sauerkrautpuffern reichen.

Sauerkraut I

Zutaten:

300 g Sauerkraut
etwas Schnittlauch
1/2 EL Butterschmalz oder 1 EL Öl
Salz nach Bedarf
etwas Kümmel
Wasser

Zubereitung:

Sauerkraut waschen, mit den restlichen Zutaten etwa 15 Min. kochen. Vor dem Servieren mit kleingeschnittenem Schnittlauch bestreuen.

Sauerkraut II

Zutaten:

300 g Sauerkraut
1 Kartoffel
etwas Salz
1 EL Öl
1 Msp. naturbelassenes Paprikapulver
Kümmel
Wasser

Zubereitung: Sauerkraut waschen, im Öl andünsten. Kartoffel schälen, reiben, mit den übrigen Zutaten zum Kraut geben und etwa 15 Min. bei schwacher Hitze kochen.

Schmackhaftes Kartoffelgericht

Zutaten:

1/4 kg Kartoffeln	einige Tomaten
1 Prise Zucker	1 Prise Salz
gehackte Petersilie	1/2 Gemüsebrühewürfel
Wasser	

Zubereitung: Die Kartoffeln waschen, schälen, in Scheiben schneiden und in der Gemüsebrühe halbweich dünsten. Die Tomaten überbrühen, enthäuten, klein schneiden, salzen und zukkern, zu den Kartoffeln geben und fertig kochen. Vor dem Servieren mit gehackter Petersilie bestreuen.

Schnittlauchtopfen

Zutaten:

1 TL feingehackte Zwiebel	reichlich Schnittlauch
naturbelassenes Paprikapulver	Petersilie
	Salz
1/4 kg Topfen	

Zubereitung: Alle Zutaten vermischen und schaumig rühren. Man richtet den Topfen mit Zwiebelscheiben und wenn vorhanden mit Tomatenstückchen an. Bestreut wird die Masse mit wenig naturbelassenem Paprikapulver.

Semmelknödeln

Zutaten:

2 altbackene Semmeln	etwas Zwiebel
etwas Petersilie	etwas Butterschmalz
1/8 l Milch	1 Ei, 1 Dotter
ca. 1 EL Mehl	Salz

Zubereitung: Die Semmeln würfelig schneiden und mit der feingehackten Zwiebel und der feingehackten Petersilie in etwas

Butterschmalz leicht anrösten. (Darauf achten, daß keine kleinen verbrannten Bröseln dabei sind.) Milch, Salz und Ei versprudeln, über die Semmelwürfeln gießen, ziehen lassen, etwas Mehl dazugeben und Knödeln formen. Diese in reichlich Salzwasser ca. 10 Min. kochen lassen. Wenn die Knödeln oben schwimmen, einen herausnehmen und die Garprobe machen.

Semmelschmarrn

Zutaten:

4 Semmeln vom Vortag	1 Prise Salz
1 Ei	etwas Butter
1/4 l Milch	

Zubereitung:

Die Semmeln würfelig schneiden. Ei, Milch und Salz versprudeln und über die Semmeln gießen, öfters umrühren, damit alle Semmelwürfeln feucht werden. Die Butter in einer Pfanne zergehen lassen, die Semmelmasse dazugeben, alles gut vermengen und zugedeckt garen, öfters umrühren.

Sonntagsguglhupf

Zutaten:

1 Prise Salz	2 Eier
etwas Naturvanille	1/8 l Milch
10 dag Butter	1 TL Rum
Schnee vom Eiklar	25 dag Mehl
1/2 Pkg. Backpulver	10 dag Zucker
5 dag ungeschwef. Rosinen	1 TL Zitronensaft

Zubereitung:

Aus Butter, Zucker und Dotter einen Abtrieb machen. Das Mehl mit Backpulver gut vermischen und zugeben. Milch, Rosinen, Rum, Naturvanille und Zitronensaft unterziehen und eine Prise Salz zufügen. Den Teig in eine gut befettete mit Mehl oder Bröseln bestreute Guglhupfform geben und bei mittlerer Hitze ungefähr 45 Min. backen.

Sojabohnensalat

Zutaten:

Öl	Essig
Salz	Zwiebel
Wasser	etwas Butter
1 kleine Tasse Sojabohnen vom Biobauern	1/2 TL getrocknetes Basilikum

Zubereitung: Die Sojabohnen waschen und mindestens 3 Stunden (besser über Nacht), einweichen. Mit dem Einweichwasser, Butter und Basilikum garkochen. Anschließend salzen und etwas auskühlen. Eine Sauce aus der gehackten Zwiebel, Salz, Wasser, Essig und Öl bereiten. Die Sojabohnen und etwas Sojabrühe dazugeben, gut vermischen, zum Durchziehen 10 Min. stehen lassen.

Sojabohnensuppe

Zutaten:

Salz	6 EL Sojabohnen
3/8 l Wasser	1/2 TL getrocknetes Basilikum
1/2 TL Butter	

Zubereitung: Die Sojabohnen über Nacht einweichen. Dann mit dem Einweichwasser und allen übrigen Zutaten im Kelomat garkochen. Anschließend salzen und ca. 10 Min. ziehen lassen.

Diese Suppe ist schnell zubereitet, nahrhaft und schmeckt sehr gut!

Suppenallerlei

Zutaten:

1 Karotte	etwas Gemüsebrühe
etwas Butter	1 Petersilienwurzel
1 haselnußgroßes Stück Sellerie	Schnittlauch
	Salz

Zubereitung: Karotte und Petersilie reinigen, reiben und in Butter leicht andünsten. Nach Beigabe von Salz und Wasser fast gar kochen. Vom Topfenteig kleine Fleckerln abreißen, in die Suppe legen, aufkochen lassen, die Gemüsebrühe dazugeben, nicht mehr kochen. Beim Servieren mit Schnittlauch bestreuen. Falls kein fertiger (eingefrorener) Teig vorhanden ist, dann einige selbstgemachte Nudeln verwenden, die aber nach halber Kochzeit dazugegeben werden sollten.

Toastbrot

Zutaten:

8–10 einen Tag alte Brotscheiben
4–5 EL Topfen oder naturbelassener Schafkäse
3–5 Tomaten (tiefgekühlt)
1–2 hartgekochte Eier
Salz, etwas Zucker
Butter
Petersiliengrün

Zubereitung:

Brotschnitten zuerst mit Butter, dann gesalzenem Topfen bestreichen und Eierscheiben belegen, leicht salzen. Tomaten in Scheiben schneiden, auf jedes Brot einige Stücke legen, leicht zuckern und salzen, mit gehackter Petersilie bestreuen. Auf ein Backblech legen und bei starker Hitze im Rohr backen. Heiß servieren.

Tomatensalat

Zutaten:

3–4 reife Tomaten
1/2 kleine Zwiebel
etwas Zucker
Salz
Essig, Öl
1 TL gehackte Petersilie

Zubereitung:

Zwiebel in Ringe und Tomaten in Scheiben schneiden. Aus den übrigen Zutaten eine Salatsauce bereiten, mit Zwiebel und Tomaten vermischen und 2 Min. ziehen lassen. Vor dem Servieren die Zwiebelringe entfernen und die Salatsauce abgießen. Mit gehackter Petersilie bestreuen.

Tomatensauce

Zutaten:

6 Tomaten
6 kleine Zwiebeln
Butterschmalz oder naturbelassenes Pflanzenfett
etwas Lorbeerblatt
1 kleine Knoblauchzehe
1/2 Tasse Wasser

Oregano	einige Tropfen Zitronensaft
Majoran	Rosmarin
1 EL Mehl	Salz
etwas Zucker	etwas Rahm
einige Tropfen Essig	Basilikum
1 EL selbstgemachtes Tomatenmark	naturbelassenes Paprikapulver

Zubereitung: Die Tomaten überbrühen, enthäuten, schneiden, zuckern, salzen und kurze Zeit stehen lassen. Die Zwiebel und den Knoblauch fein schneiden, in Butterschmalz dünsten, die Tomaten und alle Zutaten außer dem Rahm und dem Mehl dazugeben, ca. 15–20 Min. leicht kochen lassen. Das Lorbeerblatt entfernen, aus Mehl und Rahm einen Brei herstellen, dazugeben, aufkochen. Zum Schluß mit etwas Zitronensaft und Essig abschmecken.

Tomatensuppe I

Zutaten:

4 Tomaten	Öl
1/2 Karotte	Salz
1/2 Petersilienwurzel	Zucker
Einbrenn aus Butterschmalz und glattem Mehl	einige Tropfen Essig
	1/2 Scheibe Hausbrot

Zubereitung: Die Tomaten waschen, vierteln und mit dem gereinigten und geriebenen Wurzelwerk, Salz, Zucker und würfelig geschnittenem Brot weichkochen, passieren. Aus Butterschmalz und Mehl eine helle Einbrenn zubereiten. Diese etwas salzen, mit kaltem Wasser aufgießen, gut verrühren, zur Suppe geben. Anschließend die Suppe noch einmal aufkochen. Mit Essig abschmecken. Als Einlage geröstete Semmelwürfeln. – Die Suppe schmeckt auch ohne Einbrenn, dann aber 1 TL Butter mitkochen.

Tomatensuppe II

Zutaten:

5 Tomaten	Salz
Petersilienblätter	Mehl
Zucker	Basilikum
Sahne	einige Tropfen Essig
Butterschmalz	

Zubereitung: Die Tomaten waschen, vierteln, mit 1/4 l Wasser, Salz, Zukker, Basilikum und Petersiliengrün weichkochen. Aus Mehl und Butterschmalz eine Einbrenn zubereiten, etwas salzen, mit kaltem Wasser aufgießen. In die Suppe geben und noch einmal aufkochen lassen. Die Suppe mit Essig und Sahne abschmecken.

Topfenaufstrich I

Zutaten:

40 dag Topfen	1 Knoblauchzehe
etwas Zwiebel	1/8 l Rahm
Muskat	Kümmel
naturbelassenes Paprikapulver	Salz
	Koriander

Zubereitung: Die Zwiebel klein schneiden. Den Knoblauch zerdrücken, mit 1 EL Wasser weich kochen, auskühlen lassen und mit der Zwiebel zum Topfen geben, alle anderen Zutaten zufügen und gut abtreiben.

Einfacher Topfenaufstrich

Zutaten:

20 dag Topfen	1 EL Rahm
1 TL weiche Butter	Salz
etwas Zwiebel	Kümmel

Zubereitung: Den Rahm und die Butter glattrühren. Die Zwiebel klein schneiden. Alle Zutaten gut miteinander verrühren.

Topfencreme

Zutaten:

120 g Staubzucker	Naturvanille
1/8 l Milch	300–350 g Topfen
1/8 l Obers	etwas Zimt
eine Handvoll naturbelassene Weintrauben od. ungeschwefelte Rosinen	Zitronenschale (naturbel.)
	1 Birne
	1 Marille

Zubereitung: Staubzucker, Topfen, Vanille und Milch glattrühren. Früchte dazugeben, vermischen, in Gläser füllen, mit steifgeschlagenem Obers verzieren.

Topfencreme mit Marillen

Zutaten:

150 g Topfen
einige EL Milch
Marillen (keine Dosenfrüchte)
80 g Staubzucker
etwas Marillenmarmelade

Zubereitung:

Topfen mit Staubzucker und Milch cremig verrühren. In Glasschüsseln aufteilen, mit Marillenmarmelade leicht überziehen, dann mit 2 halbierten naturbelassenen Marillen belegen.

Topfendalkerln

Zutaten:

1/2 Pkg. Backpulver
70 g Butter
70 g Zucker
etwas Staubzucker und Vanille zum Bestäuben
250 g Mehl
1/8 l Milch
1 Ei
1 Eidotter
60 g Zucker

Fülle:

200 g Topfen
1 Eidotter
4–5 EL Zucker
1 TL geschälte und kleingeschnittene Mandeln
1 voller EL Butter
1 EL Korinthen
1 EL Rosinen
1 EL Rahm
1 Eiklar für den Schnee

Zubereitung:

Butter schaumig rühren, Zucker, Ei und Eidotter beifügen und einige Minuten mitrühren, die übrigen Zutaten dazugeben, zu einem Teig verarbeiten, in 10 viereckige Stücke teilen, mit Topfenfülle belegen, die vier Enden jedes Vierecks etwas ausziehen und kreuzweise übereinanderlegen, sodaß die Fülle sichtbar bleibt.

– Nach dem Backen mit Staubzucker und Vanille bestäuben.

Fülle:

Alle Zutaten gut vermischen. Zum Schluß den festen Schnee von einem Eiklar unterziehen.

Topfendessert

Zutaten:

250 g Topfen	$^1/_8$ l Milch
Beerenobst	Naturvanillezucker
Zucker nach Belieben	

Zubereitung:

Topfen, Milch und Vanille gut verrühren, Beerenobst daruntermischen.

Topfenknödeln

Zutaten:

70 g Butter	2–3 EL glattes Mehl
2 Eier	1 EL Bröseln
250 g Topfen	2 Semmeln vom Vortag
60 g Grieß	etwas Milch

Zubereitung:

Butter schaumig rühren, Eier dazugeben, gut verrühren. Semmeln würfelig schneiden, kurz in Milch einweichen, ausdrücken, mit den übrigen Zutaten zur Buttermasse geben und verrühren. Den Teig mindestens 2 Stunden stehen lassen, ca. 14 kleine Knödeln formen, im Wasser 10 Minuten kochen und in Semmelbröseln wälzen. Vor dem Servieren zuckern.

Topfenfleckerln aus Fleckerlteig (s. S. 60):

Zutaten:

$^1/_8$ kg Topfen	Butter
$^1/_8$ kg Teigwaren	Salz
etwas Schnittlauch	

Zubereitung:

Die Teigwaren nach Rezept herstellen, in Salzwasser weichkochen, abseihen und abschrecken. Butter leicht erhitzen, den Topfen dazugeben, nachsalzen, gut umrühren und die Teigwaren daruntermischen, zudecken, ca. 5 Minuten auf der Herdplatte stehenlassen. Mit Schnittlauch bestreuen.

Topfenkroketten

Zutaten:

12 dag Topfen	1–2 EL Grieß
1 TL gehackte Zwiebel	1/2 TL Salz
etwas Knoblauch	1 Ei
versch. Küchenkräuter als Würze	2–3 dag Butter
	6–8 dag Mehl

Zubereitung:

Topfen, Butter und Ei schaumig rühren, Zwiebel, Mehl, Grieß, Salz und zerdrückten Knoblauch zu der schaumigen Masse geben, gut verrühren und zu einem Teig verarbeiten. Kroketten mit feuchten Händen formen, mit Ei und Bröseln panieren. Im Fett backen. Warm oder kalt servieren.
Dazu Kartoffelsalat servieren.

Topfenstrudel

Zutaten:

250 g glattes Mehl	1/8 l lauwarmes Wasser
Rahm zum Bestreichen	20 g Butter
Milch zum Begießen	1 Prise Salz

Fülle:

250 g Topfen	1 Ei
60 g Butter	etwas Naturvanille und
60 g Zucker	einige Tropfen
Zitronensaft	Zitronensaft

Zubereitung:

Mehl auf ein Nudelbrett streuen, in der Mitte ein Grübchen machen, zerlassene Butter, Salz und lauwarmes Wasser in die Vertiefung geben. Den Teig gut kneten bis er Blasen wirft (Teig soll eher weich sein). In eine befettete Schüssel legen, zudecken und ca. 40 Min. rasten lassen. Ein bemehltes Tuch vorbereiten, den Teig darauf legen, mit dem Nudelwalker leicht ausrollen, mit Mehl bestreuen und über beide Handrücken auseinanderziehen, wieder auf das Tuch legen und vorsichtig so dünn wie möglich ausziehen. Die dicken Ränder abschneiden und als Suppeneinlage (Fleckerln) einfrieren. Die Fülle auf dem Teig verstreichen, den zusammengerollten Strudel auf ein befettetes Backblech legen, mit zerlassener Butter bestreichen und goldgelb backen. Mit etwas Milch übergießen und mit Rahm bestreichen, zugedeckt noch 5 Minuten im heißen Rohr stehen lassen.

Fülle:
Aus Butter, Zucker und Dotter einen Antrieb bereiten, Topfen, Zitronensaft, Vanille und zum Schluß den steifgeschlagenen Schnee eines Eies beifügen. Masse gut verrühren.

Topfenteig für Obstknödeln

Zutaten:

$^1/_4$ kg Topfen	40 g Butter
1 Prise Salz	2 Eidotter
$^1/_8$ l Sauerrahm	ca. $^1/_2$ kg Mehl

Zubereitung:

Aus der Butter einen Abtrieb machen. Eidotter, Rahm, Topfen und Salz dazugeben und gut verrühren. Zum Schluß das Mehl gut einarbeiten.
Dieser Teig ist für Zwetschken- oder Marillenknödeln, sowie für Suppennockerln oder Topfenteignockerln geeignet.

Topfentorte I

Zutaten:

$^1/_4$ kg Kartoffeln	$^1/_4$ kg Topfen
2 Eier	150 g Zucker
1 TL Rum	$^1/_2$ Pkg. Backpulver

Zubereitung:

Die Dotter mit dem Zucker schaumig rühren. Die gekochten, geschälten und geriebenen Kartoffeln und den Topfen dazugeben. Das Backpulver mit dem Rum verrühren und ebenfalls untermengen. Zum Schluß den festgeschlagenen Schnee unterheben. Die Torte bei guter Mittelhitze backen.

Topfentorte II

Zutaten:

150 g Mehl	1 Ei
50 g Staubzucker	1 Prise Salz
1 EL Zitronensaft	

Fülle:

100 g Butter	2 Eier
150 g Staubzucker	Naturvanille, 1 Prise Salz
$^{1}/_{2}$ kg Topfen	1 EL ungeschwefelte Rosinen
einige Tropfen Zitronensaft	120 g Kristallzucker

Zubereitung:

Das Mehl mit der weichen Butter, 1 Eidotter, Salz und Zitronensaft zu einem glatten Teig verarbeiten. Teig 30 Min. rasten lassen, mit $^{2}/_{3}$ der Masse eine befettete und bemehlte Tortenform (∅ 22 cm) bedecken, ca. 10 Min. backen, herausnehmen und auskühlen lassen.

Füllezubereitung:
Die Butter, 2 Dotter, Staubzucker, Salz, Vanille und Zitronensaft schaumig rühren. Den Topfen und die Rosinen untermischen. Von 2 Eiklar einen festen Schnee schlagen und den Kristallzucker vorsichtig daruntermengen. Diese Schneemasse unter die Topfenfülle heben.
Die Topfenfülle auf dem Tortenboden verteilen und gegen den Tortenrand hin höher auftragen. Vom restlichen Teig fingerdicke Rollen formen und diese gitterartig darauflegen und die Torte noch 1 Stunde bei 160° backen.

Ungarische Krautsuppe

Zutaten:

400 g Weißkraut	1–2 EL Topfen
2 kl. Zwiebeln	etwas Gemüsebrühe
1–2 Kartoffeln	Butter
1 Msp. naturbelassenes Paprikapulver	Salz
	Kümmel

Zubereitung: Zwiebeln kleinschneiden, in Butter dünsten. Das geschnittene Kraut, die würfelig geschnittenen Kartoffeln und das Paprikapulver beifügen, verrühren, Wasser, Kümmel und Salz dazugeben, weichkochen. Gemüsebrühe in die Suppe einrühren. Topfen mit einigen EL Wasser oder fertiger Suppe glattrühren, in die Suppe gießen, nicht mehr kochen.

Ungarisches Kartoffelgulasch

Zutaten:

1/2 kg Kartoffeln	1 EL Butter
1/2 l Wasser	Salz
1/6 l Obers	etwas Majoran
1/2 TL naturbelassenes Paprikapulver	2 kl. Zwiebeln
	1 TL gehackte Petersilie

Zubereitung: Zwiebeln klein schneiden, in Butter goldgelb rösten. Kartoffeln würfelig schneiden, dazugeben, mit Paprikapulver bestäuben, verrühren, mit Wasser aufgießen, aufkochen, salzen und fertig kochen. Majoran, Petersilie und Obers untermischen, nicht mehr kochen.

Vanillekipferln

Zutaten:

1 Ei	50 g Zucker
70 g Walnüsse	150 g Butter
200–250 g glattes Mehl	Staubzucker und Vanille zum Wälzen der Kipferln

Zubereitung: Butter abtreiben, Ei, Zucker und geriebene Nüsse dazugeben, das Mehl nach und nach beimengen und rasch auf einem Brett zu einem Teig verarbeiten. Kipferln formen, auf ein befettetes Backblech legen, im Rohr backen und noch heiß in mit Vanille gemischtem Staubzucker wälzen.

Wasserschnitten

Zutaten:

150–200 g glattes Mehl	1/2 l Milch
1 gr. Zwiebel	1 Becher Rahm
50–60 g Butter	1 Ei
8–10 Weißbrotschnitten (1 Tag alt)	Salz

Zubereitung: Aus Mehl, Ei, Salz und Milch einen nicht zu dünnen Tropfteig zubereiten. Weißbrotschnitten in den Teig tauchen und sofort für einige Minuten in kochendes Salzwasser legen. Feingehackte Zwiebel in Butter anrösten, die Schnitten aus dem Wasser heben und in die Zwiebelmasse legen, umdrehen, mit Sauerrahm bestreichen und noch ca. $^1/_4$ Stunde ins heiße Rohr stellen.
Kartoffel- oder Gurkensalat dazureichen.

Wiener Tascherln

Zutaten:

- 60 g geriebene Walnüsse
- 200 g Butter
- 2 Dotter
- 120 g Zucker
- 200 g glattes Mehl
- etwas naturbelassene Marmelade

Zubereitung: Mehl und Butter abbröseln, die restlichen Zutaten dazugeben und rasch zu einem Teig verarbeiten.
Teig auswalken und Vierecke ausradeln, in die Mitte Marmelade geben und die Ecken in der Mitte zusammenschlagen. Auf ein befettetes Backblech legen und bei Mittelhitze goldgelb backen.

Zucchini mit Ei

Zutaten:

- 1 kleine Zucchini
- einige Eierscheiben
- 1 Msp. Zucker
- 1 TL Butter
- 2–3 EL Obers
- Salz
- 1 Knoblauchzehe
- etwas Oregano

Zubereitung: Zucchini klein schneiden, in heißer Butter 10 Minuten dünsten. Salz, Zucker, Oregano, zerdrückte Knoblauchzehe und kleingeschnittene Eierscheiben dazugeben, fertig dünsten. Mit Obers abschmecken.

Zucchinirohkost

Zutaten:

- 2 kleine Zucchini
- etwas kleingeschnittenen Schnittlauch
- Salz, Öl und Zucker
- 1 Becher Joghurt

Zubereitung: Zucchini waschen, schälen, nudelig schneiden. Die übrigen Zutaten gut vermengen und zu den Zucchini geben. Diese Mischung ca. eine halbe Stunde stehen lassen. Mit feingeschnittenem Schnittlauch garnieren.

Zwetschkenknödeln aus Kartoffelteig

Zubereitung: siehe Kartoffelteig für verschiedene Knödeln

Zwetschkenknödeln aus Topfenteig

Zutaten: Topfenteigrezept im Buch

Zubereitung: Die Zwetschken waschen und abtrocknen. Den Teig auswalken, dann Vierecke ausschneiden und die Zwetschken darin einschlagen, Knödeln formen, in Salzwasser 5 Minuten leicht kochen. In einem Gemisch aus zerlassener Butter und Bröseln wälzen.

Zwetschkenkompott

Zutaten:

1 kg Zwetschken
$^1/_2$ l Wasser
$^1/_4$ kg Zucker
etwas Zimt

Zubereitung: Zucker und Wasser aufkochen, Zimt, entkernte und halbierte Zwetschken dazugeben, weichkochen.

Zwetschkenröster

Zutaten:

1 kg Zwetschken
$^1/_2$ TL Zitronensaft
etwas Nelkenpulver
$^1/_8$ l Wasser
200 g Zucker
etwas Zimt

Zubereitung: Die Zwetschken waschen und entkernen, mit allen Zutaten weichkochen.

Zwetschkenschober

Zutaten:	$^3/_4$ kg Zwetschken	10 dag Butter
	8 dag Zucker	2 Eier
	einige Tropfen Zitronensaft	20 dag Grieß
	$^1/_4$ l saure Milch	$^1/_4$ l Milch
	Zucker	Zimt

Zubereitung: Die gewaschenen und entkernten Früchte in eine befettete und mit Semmelbröseln ausgekleidete Form legen. Aus Zucker, Eidotter und Zitronensaft eine schaumige Masse rühren, den Grieß, die saure und die süße Milch dazugeben, alles gut vermengen. Zum Schluß den steifgeschlagenen Schnee von 2 Eiklar darunterheben. Die Masse über die Früchte gießen und den Schober im Rohr etwa eine Stunde backen. Zum Servieren mit Zucker und Zimt bestreuen.

Zwieback

Zutaten:	4 ganze Eier	250 g Staubzucker
	50 g geriebene Haselnüsse	10 g Aranzini
	20 g ungeschwefelte Rosinen	Naturvanille
	etwas Zimt	250 g Mehl

Zubereitung: Die Eier und den Staubzucker schaumig rühren. Alle anderen Zutaten dazugeben. Die Masse in eine gut befettete Biskuitform füllen und nicht zu heiß backen. Nach dem Erkalten in Scheiben schneiden und auf einem Blech im heißen Rohr goldbraun backen.

Zwiebelaufstrich

Zutaten:	1–2 Zwiebeln	Butter
	Salz	

Zubereitung: Die Zwiebeln klein schneiden und in Butter weichdünsten, salzen und heiß auf die bereitgelegten Brotschnitten auftragen.

Zwiebelnudeln (Fleckerln)

Zutaten:

Nudelteig siehe Grundrezept
Zwiebeln
Butterschmalz

Zubereitung:

Nach dem Grundrezept Fleckerln herstellen und in Salzwasser kochen. Zwiebeln klein schneiden, in Butterschmalz goldgelb rösten. Die abgeseihten und abgeschreckten Fleckerln mit den Zwiebeln mischen.

Zwiebelsauce

Zutaten:

200 g Zwiebeln
80 g Butter
40 g Staubzucker
60 g glattes Mehl
Salz
einige Tropfen Essig

Zubereitung:

Zwiebeln klein schneiden, in Butter goldgelb anlaufen lassen, mit Staubzucker bestäuben und bräunen. Mehl dazugeben, leicht mitrösten, salzen, mit Wasser aufgießen, gut kochen. Vor dem Anrichten passieren und mit einigen Tropfen Essig abschmecken.

Zwiebelsuppe

Zutaten:

1 große Zwiebel
20 g glattes Mehl
Salz
etwas Kümmel
20 g Butterschmalz oder naturbelassenes Pflanzenfett

Zubereitung:

Die Zwiebel und das Mehl gemeinsam im Fett leicht rösten, salzen und mit 2 Tassen Wasser auffüllen. Dann alle anderen Zutaten dazugeben und kochen, bis die Zwiebel weich ist (das Lorbeerblatt früher herausnehmen). Als Einlage Brotwürfeln oder Biskuitschöberln servieren.

Was zwischendurch gegessen werden kann

Kekse und Zwieback nach den hier angegebenen Rezepten

Ungeschwefeltes **Trockenobst**

Naturbelassene **Erdnüsse und Sonnenblumenkerne** (naturbelassene Erdnüsse sind kaum zu bekommen)

Naturbelassene **Nüsse und Haselnüsse**

Hier angegebenes verträgliches, chemisch unbehandeltes **Obst**

Dunstobst (eingewecktes Obst) und **Kompotte**.

Menüs und Rezepte für die 7-Tage-Test-Diät

1. TAG

Frühstück: Eingebröckeltes (kleingeschnittenes Hausbrot mit heißer Milch übergossen)

10 Uhr: Buttersemmel mit einigen Eierscheiben oder Aniskuchen

12 Uhr: Grießsuppe (Rezept siehe 7. Tag der 7-Tage-Test-Diät)
Topfennockerln nach Rezept in heißer Butter geschwenkt
Heidelbeeren

18 Uhr: Eisuppe
Hausbrot oder Semmel mit Butter, Topfen oder naturbelassener Schafkäse, dazu Milchkaffee oder 1 Tasse Stutenmilch

2. TAG

Frühstück: Hausbrot oder Semmel mit Butter und Milchkaffee (Kaffee nach Rezept im Buch)

10 Uhr: Joghurt mit oder ohne Schnittlauch

12 Uhr: Einbrennsuppe oder Petersiliengrünsuppe (Rezept siehe 5. Tag dieses Tests)
Schneller Topfenstrudel nach folgendem Rezept

Topfenstrudel-Zubereitung:
Omeletten backen, mit Topfenfülle füllen, zusammenrollen, in eine befettete Pfanne schichten, mit Sauerrahm dick bestreichen und bei Mittelhitze backen.

Topfenfülle:
1 EL Butter mit 2 EL Zucker und einem Eidotter schaumig rühren. $^1/_4$ kg Topfen, etwas Vanille und einige Tropfen Zitronensaft dazugeben. Alles gut verrühren und zum Schluß den steifen Eischnee unterziehen.

18 Uhr: Hausbrot mit Butter und einigen Eischeiben, dazu Kartoffelsalat. Pfefferminztee mit Kuchen oder Keksen (nach einem Rezept im Buch)

3. TAG

Frühstück: Hausbrot oder Weißbrot mit Butter und Milchkaffee (Kaffee nach Rezept im Buch)

10 Uhr: Butterbrot mit einigen Eischeiben oder mit Topfen

12 Uhr: Milchsuppe
Semmelknödeln mit heißer Butter übergossen, dazu Bohnensalat
Heidelbeeren

18 Uhr: Grießsuppe (Rezept siehe 7. Tag dieses Tests)
Hausbrot mit Joghurt oder Sauerrahm
Kuchen mit Pfefferminztee

4. TAG

Frühstück: Polenta oder Weizengrießkoch

Zubereitung:
10 dag Maisgrieß oder Weizengrieß, $^1/_4$ l Wasser, eine Prise Salz, etwas Butter. – Grieß in Wasser einkochen, Salz beigeben und ca. 5 Min. kochen lassen. Vor dem Servieren Milchkaffee darüber gießen und nach Belieben zuckern.

10 Uhr: Salzstangerl mit Topfen oder frischem naturbelassenem Schafkäse

12 Uhr: Mühlviertler-Rahmsuppe
Kartoffelpuffer oder Topfendalkerl

18 Uhr: Hausbrot mit Butter und Topfen
Pudding nach folgendem Rezept

Puddingrezept

$^1/_4$ l Milch	1 TL Butter
2 EL glattes Mehl	1 Prise Salz
1 EL Weizengrieß	Zucker nach Belieben
Naturvanille	

Zubereitung:
Mehl und Salz mit etwas Wasser glattrühren. Milch, Zucker und Vanille leicht erhitzen, den Mehlbrei einrühren und unter ständigem Rühren 1–2 Minuten leicht kochen lassen. Schüssel mit Wasser ausspülen, Pudding hinein gießen und überkühlen lassen, falls Himbeeren oder Heidelbeeren vorhanden sind, den Pudding damit verzieren.

5. TAG

Frühstück: Eingebröckeltes: Hausbrot klein schneiden und mit heißer Milch übergießen, einige Minuten das Brot aufweichen lassen.

10 Uhr: Hausbrot oder Semmel mit Joghurt oder Sauerrahm

12 Uhr: Petersiliengrünsuppe (das Rezept ist unten angeführt)
Topfenkroketten mit Kartoffelsalat

Einbrennsuppe mit eingetropftem Ei oder gekochte Salzkartoffeln mit Butter
Pfefferminztee mit verträglichen Keksen

Rezept für die Petersiliengrünsuppe
Ca. 2 Tassen Wasser mit einer Scheibe kleingeschnittenem Hausbrot, Salz, 2 TL gehackte Petersilie und etwas Butter so lange kochen bis das Brot zerkocht ist.

6. TAG

Frühstück: Butterbrot mit Milch oder Placek mit Milchkaffee

10 Uhr: Brot mit Topfen oder naturbelassenem Schafkäse

12 Uhr: Kartoffelsuppe
Zwiebelfleckerln oder Kräuterspätzle
Heidelbeeren

18 Uhr: Eierspeise mit Kartoffeln oder mit Hausbrot
Rahmpudding mit Pfefferminztee

Rezept für Kräuterspätzle:
Aus 200 g Mehl, 2 Eiern, ca. $^1/_{16}$–$^1/_8$ l Milch, Salz, etwas Muskat und einer halben Kaffeetasse gehackten Küchenkräutern (Petersilie, Schnittlauch, Dill, Brunnenkresse und anderen beliebigen Kräutern) einen Teig bereiten, ca. 10 Min. stehen lassen und dann die Spätzle im kochenden Salzwasser kurz kochen lassen, abseihen und abschrecken. In etwas zerlassener Butter schwenken und mit Kräutern bestreuen.

7. TAG

Frühstück: Hausbrot oder Semmel mit Butter, Topfen und Milchkaffee

10 Uhr: 1 Becher Joghurt oder Butter-Semmel

12 Uhr: Einbrennsuppe
Wasserschnitten oder Topfenknödeln

18 Uhr: Maispura mit heißer Butter übergossen und mit Eischeiben belegt oder Butterbrot mit Topfen und Pfefferminztee
Pudding, siehe Menü 4 der 7-Tage-Test-Diät

Grießsuppe-Rezept:
1 gehäufter TL kleingeschnittene Zwiebel in etwas Butter goldgelb rösten, 2–3 EL Grieß dazugeben, salzen, mit zwei Tassen Wasser aufgießen, einige Minuten leicht kochen lassen, mit flüssiger Pflanzenwürze abschmecken (Pflanzenwürze erhältlich im Naturkostladen).

So legen Sie sich Nahrungsmittelvorräte an

Marmelade:

Marmelade soll nur aus naturbelassenem und verträglichem Obst, nach alten Kochrezepten, ohne chemische Zusätze eingekocht werden.

Powidl:

2 kg Zwetschken	1 TL Zitronensaft
600 g Zucker	1 TL Rum

Zwetschken waschen, entkernen, zerkleinern (durch die Fleischmaschine drehen), mit allen Zutaten ca. 50 Min. unter häufigem Umrühren bei schwacher Hitze kochen. Heiß in die Gläser füllen und sofort verschließen.

Die Vorbereitung der Gläser und Geräte:
Die Gläser auskochen oder mit heißem Wasser waschen, um sie zu sterilisieren. Beim Waschen mit heißem Wasser müssen die Gläser mit Rum ausgespült werden. Mit der Öffnung nach unten auf ein sauberes Tuch legen.

Alle Geräte müssen mit heißem Sodawasser gewaschen werden. Der Kochlöffel soll aus Holz sein und nur zum Einkochen von Marmelade verwendet werden.

Die gereinigten Gläser vor dem Einfüllen in nasses Zeitungspapier einwickeln, damit sie durch die Hitze nicht zerspringen.

Marmelade sehr heiß in die Gläser füllen, die Glasränder mit einem in Alkohol getränkten Läppchen abwischen. Die Einmachhaut auf beiden Seiten mit Alkohol befeuchten, jedes Glas mit 2 Gummiringen verschließen. Auskühlen lassen und nicht mehr bewegen, damit der Geliervorgang nicht gestört wird.

Am besten wären Gläser mit Schraubverschluß, da man ganz steril arbeiten kann, wenn man auf der Innenseite des Schraubverschlußdekkels einige Tropfen 60–70 % Alkohol anzündet, und das Glas schnell verschließt.

Säfte lassen sich aus vielen Früchten gewinnen:

Himbeersaft:

1 kg Frucht	¼ l Wasser	900 g Zucker

Himbeeren entsaften, mit Wasser und Zucker bei schwacher Hitze 15 Min. kochen. In der Zwischenzeit Gummilappen, Trichter und Schöpfer auskochen. Flaschen mit heißem Wasser gut waschen, in nasses Zeitungspapier einwickeln, den noch heißen Saft einfüllen, sofort verschließen und auskühlen lassen.

Weichselsaft:

1 kg Weichseln
$\frac{1}{2}$ TL Zitronensaft
1 kg Zucker
etwas Zimt und Nelkenpulver

Weichseln waschen, entkernen, entsaften und mit Zucker vermischen, aufkochen und 12 Stunden stehen lassen, dann 15 Min. kochen und den Schaum abschöpfen. Flaschen gut mit heißem Wasser waschen, Schöpfer, Trichter und Gummikappen auskochen. Flaschen mit nassem Zeitungspapier umwickeln, den leicht ausgekühlten Saft füllen, mit Gummikappen verschließen.

Etwas über das Dörren von Obst:
In früheren Zeiten wurden nicht nur Früchte, sondern auch Pilze getrocknet. Dies geschah in Backöfen und war eine wichtige Konservierungsart.
Mit Hilfe eines handelsüblichen Dörrgerätes ist das Trocknen von Obst einfacher geworden.
Zum Trocknen darf nur vollkommen reifes naturbelassenes Obst verwendet werden. Dazu eignen sich Birnen, Pflaumen, Kirschen und Heidelbeeren. Die Birnen werden geschält, in Spalten geschnitten, für kurze Zeit in Salzwasser gelegt, damit sie nicht braun werden und dann auf den Sieben des Dörrapparates verteilt.
Gedörrtes Obst wird am besten in Mullsäckchen luftig aufbewahrt.

Paradeismark:

Die reifen Früchte werden mit etwas Wasser, Salz und Zucker weichgekocht, passiert und durch Kochen eingedickt. Das Mark kommt noch heiß in kleine Einweckgläser und wird im Wasser durch Erhitzen sterilisiert.

Eine zweite Möglichkeit besteht darin, das Tomatenmark nach dem Eindikken auskühlen zu lassen und in kleinen Bechern in der Tiefkühltruhe einzufrieren.

Sauergemüse:

Gefüllte eingelegte Paprika:

Die Schoten waschen, Deckel abschneiden, Kerne entfernen. Kraut nudelig schneiden und leicht salzen, Paprika damit füllen. Die gefüllten Paprikaschoten in ein Glas schlichten, mit abgekochtem und überkühltem Essigwasser übergießen. Am nächsten Tag die Flüssigkeit abgießen, aufkochen und erkaltet darüber leeren. Diesen Vorgang zwei- bis dreimal wiederholen. Die Gläser verschließen.

Sauerkraut:

4–6 kg Kraut	per 1 kg Kraut 1 erbsengroßes Stück Loorbeerblatt
2–3 TL Salz	1–2 Wacholderbeeren
etwas Kümmel	

Den Strunk der Krautblätter entfernen. Kraut fein schneiden, salzen, mit Händen fest durchkneten bis sich reichlich Flüssigkeit gebildet hat. In einen Einmiettopf (Gärtopf) legen und fest drücken, bis der Saft ca. 1–2 cm über dem Kraut steht. Mit der Steinplatte abdecken und weiter nach Gärtopfanweisung verfahren.
Mit Datum beschriften. Nach 10-12 Wochen kann man das Sauerkraut essen. Falls zu wenig Flüssigkeit beim Einsäuern vorhanden ist, etwas abgekochtes, abgekühltes Wasser dazugeben.

Bulgarisches Kraut:

3/4 l Wasser	ca. je 400 g Gemüse (Gurken, Zwiebeln, grüne Paprika und grüne Tomaten)
1/8 l naturbelassenen Essig	4 Gläser zu 1/2 l mit je 4 Deckeln
100 g Zucker	Spangen und Gummiringen
2 gestr. TL Salz	

Das gereinigte, geschnittene Gemüse in die gewaschenen Gläser füllen, mit der abgekochten, überkühlten Lösung (Lösung aus Wasser, Essig, Zucker und Salz) übergießen, Gläser verschließen, im Einwecktopf auf 80 °C erhitzen. Vor dem Aufheben ca. 12 Stunden im Einwecktopf stehen lassen.

Essiggurken:

35–40 kleine Einlegegurken	1 TL Einlegegewürz und etwas Dillkraut
3/4 l Wasser	pro Glas ein fingerhutgroßes Stück gereinigten Kren
100 g Salz	4 Gläser in denen je 8–10 Gurkerl Platz haben
2–3 EL Zucker	Deckel, Spangen und neue Gummiringe
1/8 l naturbelassenen Essig	

Gurken mit einer Bürste gut waschen, abtrocknen, salzen, in gewaschene Gläser schlichten und 24 Stunden stehen lassen. Essig, Wasser, Zucker, Salz und Einlegegewürze abkochen, die etwas abgekühlte Lösung darüberleeren, Krenstück und Dillkraut darauf legen, Gläser verschließen, im Einwecktopf auf ca. 70 °C erhitzen. Nach 12 Stunden aus dem Topf herausnehmen.

Ölpaprika:

gelbe Paradeis-Paprika	per 1 kg Paprika gibt man ca. 2 EL Öl
1 Teil naturbelassenen Essig	3–4 Pfefferkörner
3 Teile Wasser	etwas Salz und Lorbeerblatt

Paprika gut waschen, Stengel wegschneiden, der Paprika muß geschlossen bleiben. Den harten Fruchtansatz einige Male mit einer Stricknadel einstechen, die übrige Zutaten aufkochen. Paprika in die kochende Lösung legen, 2 Min. kochen, wenden und noch einmal solange kochen lassen. Paprika aus der Flüssigkeit nehmen, überkühlen lassen. Paprika in ein Glas schlichten, die Lösung darübergeben und verschließen. Falls zu wenig Flüssigkeit vorhanden ist, aus den gleichen Zutaten noch eine Lösung kochen, überkühlen lassen und verwenden.

Senf:

20–30 g Honig	120 g feingemahlene Senfkörner
12 g Schalottenzwiebeln	etwas weniger als 1/8 l naturbelassenen Essig
5 g Majoran	je 2–3 g Ingwerpulver
5 g Thymian	je 2–3 g Estragon
5 g Salbei	je 2–3 g Pimentpulver
2–3 g Zimt	

Die feingeschnittenen Scharlottenzwiebeln mit Majoran, Thymian und Salbei mit Essig in einem Glas 4 Tage zugedeckt ziehen lassen. Durch ein Tuch abseihen, alle anderen Zutaten nach und nach dazugeben, alles gut verrühren. Falls der Senf zu scharf ist, (alles Scharfe soll beim Essen gemieden werden) kann er mit etwas Honig und abgekochtem Wasser abgeschwächt und abgeschmeckt werden.

Tomatenketchup:

2 kg reife Tomaten	1 rote und 1 grüne Paprikaschote
2 große Zwiebeln	1/2 TL geriebener Kren
1 EL Salz	1 Msp. Nelkenpulver
100 g Zucker	etwas weniger als 1/4 l naturbelassenen Essig
1 Msp. Ingwerpulver	1 Msp. Pimentpulver (Neugewürz)

Tomaten und Paprika waschen und mit den geschälten Zwiebeln zerkleinern, 30 Min. bei mäßiger Hitze kochen lassen, passieren. Alle anderen Zutaten dazugeben und noch einmal ca. 1 Std. kochen lassen. Die Masse in Schraubendeckel-Flaschen füllen, verschließen und im Wasserbad ca. 20 Min. kochen.

Paprikaketchup:

1 TL Salz	2–3 Stück rote Paprikaschoten
1 große Zwiebel	etwas Pimentpulver
1 Msp. geriebener Kren	etwas Nelkenpulver
5 EL Wasser	etwas Ingwerpulver
40–50 g Zucker	8–10 EL naturbelassenen Essig

Reife Paprikaschoten entkernen, schneiden, mit Zwiebel und Wasser weichkochen, passieren, mit allen anderen Zutaten ca. 1 Stunde langsam kochen lassen. Die Masse in Schraubdeckel-Flaschen füllen und verschließen. Im Wasserbad 20 Minuten kochen.
Paprikaketchup eignet sich so wie Tomatenketchup zum Verbessern von Speisen!

Karotten:

Diese bleiben, im Keller aufbewahrt, monatelang frisch, wenn sie in ein großes Emailgeschirr gelegt, mit Gartenerde bedeckt und dann in einen großen durchsichtigen Nylonsack gesteckt werden.

Das Einfrieren:
Obst und Gemüse darf beim Einfrieren nicht überreif sein. Das Einfrieren von naturbelassenem Obst und Gemüse im eigenen Haushalt hat große Vorteile da man für Monate gesunde und verträgliche Nahrungsmittel griffbereit hat. Außerdem ist das Einfrieren eine zeitsparende Konservierung.

Teezubereitung

Bärlapptee:

Einen gestrichene TL Bärlapptee mit einer Tasse ($^1/_4$ l) kochendem Wasser überbrühen, 2–3 Minuten ziehen lassen und nur eine Tasse pro Tag trinken.

Misteltee:

Ein TL Misteltee in $^1/_4$ l kaltem Wasser über Nacht (8–10 Stunden) ansetzen, am nächsten Tag abseihen und nur leicht erwärmt trinken.
Dieser Tee hat bei kaltem Ansatz die beste Heilwirkung und darf keinesfalls erhitzt werden (am besten im Wasserbad erwärmen).

Einige Tips:

- Heurige Kartoffeln in kochendem Wasser, alte Kartoffeln in Kaltwasser aufsetzen. Möglichst immer gleich große Knollen miteinander kochen. Kochwasser nach dem Aufkochen salzen.
- Versalzenen Eintopf oder versalzene Suppe kann man mit einigen rohen Kartoffelscheiben, die man einige Zeit mitkocht, retten, da die Kartoffeln das überschüssige Salz aufnehmen.
- Bohnenkraut eignet sich als Würze anstelle von Pfeffer.
- Wenn der Geschmack bei einer im Buch angegebenen Speise nicht zusagt, können Sie ihn mit verschiedenen Küchenkräutern verändern.

Rezept-Register